VIVA BEM COM A DOR E A DOENÇA

Dados Internacionais de Catalogação na Publicação (CIP)
(Câmara Brasileira do Livro, SP, Brasil)

Burch, Vidyamala
   Viva bem com a dor e a doença : o método da atenção plena / Vidyamala Burch ; [traduzido por Marcia Epstein] . – São Paulo : Summus, 2011.

   Título original: Living well with pain and illness : the mindful way to free yourself from suffering.
   ISBN 978-85-323-0716-3

   1. Corpo e mente 2. Doenças 3. Dor – Aspectos psicológicos 4. Dor crônica 5. Sofrimento I. Título.

10-12029   CDD-079.8161

Índice para catálogo sistemático:
1. Dor : Aspectos psicológicos : Psicologia da saúde   155.916

Compre em lugar de fotocopiar.
Cada real que você dá por um livro recompensa seus autores
e os convida a produzir mais sobre o tema;
incentiva seus editores a encomendar, traduzir e publicar
outras obras sobre o assunto;
e paga aos livreiros por estocar e levar até você livros
para a sua informação e o seu entretenimento.
Cada real que você dá pela fotocópia não autorizada de um livro
financia o crime
e ajuda a matar a produção intelectual de seu país.

VIVA BEM COM A DOR E A DOENÇA

O método da atenção plena

Vidyamala Burch

Do orginal em língua portuguesa
LIVING WELL WITH PAIN AND ILLNESS
Copyright © 2008 by Vidyamala Burch
Publicado originalmente na Grã-Bretanha pela Piatkus Books.
Direitos desta tradução reservados por Summus Editorial.

Editora executiva: **Soraia Bini Cury**
Editora assistente: **Salete Del Guerra**
Tradução: **Marcia Epstein**
Revisão técnica: **Stephen Little**
Capa: **Alberto Mateus**
Projeto gráfico e diagramação: **Crayon Editorial**
Ilustrações: **Rodney Paull**
Impressão: **Sumago Gráfica Editorial Ltda.**

Summus Editorial
Departamento editorial
Rua Itapicuru, 613 – 7º andar
05006-000 – São Paulo – SP
Fone: (11) 3872-3322
Fax: (11) 3872-7476
http://www.summus.com.br
e-mail: summus@summus.com.br

Atendimento ao consumidor
Summus Editorial
Fone: (11) 3865-9890

Vendas por atacado
Fone: (11) 3873-8638
Fax: (11) 3873-7085
e-mail: vendas@summus.com.br

Impresso no Brasil

Para Deb e Sona

Não olhe para trás, meu amigo.
Ninguém sabe como o mundo começou.
Não tema o futuro, nada dura para sempre.
Se você ruminar o passado ou o futuro,
perderá o momento.

RUMI[1]

Agradecimentos

MUITAS PESSOAS CONTRIBUÍRAM PARA ESTE LIVRO. Sem elas, certamente ele não teria sido escrito. Um agradecimento especial a Vishvapani, que, na condição de minha editora, elaborou o texto comigo e incutiu dedicação, inteligência refinada e busca de excelência neste trabalho, além do nosso amor compartilhado pelo assunto. Helen Stanton, da editora Piatkus, também foi uma presença encorajadora durante todo o processo de escrita; sua experiência e clareza de ideias ajudaram a tornar o livro o melhor possível. Geoffrey Moorhouse e Marilyn e Michael Dugdale me animaram e auxiliaram nos primeiros estágios, quando eu tentava conseguir uma editora, ajudando a garantir o sucesso dessa busca. Obrigada também a Caro Edwards e Bodhaniya, pelas generosas doações financeiras ao projeto, e a Subhuti e Mokshapriya, cujas casas de campo no País de Gales propiciaram-me períodos de trabalho concentrado, sem as distrações da vida doméstica.

A Comissão do Milênio do Reino Unido concede subsídios a deficientes que desejam contribuir com a comunidade e me ajudou a iniciar o projeto "Paz Mental" em 2001. Sem esse investimento inicial, duvido que Breathworks (como esse projeto foi chamado mais tarde) teria começado. Meus profundos agradecimentos aos cofundadores da Breathworks, Sona Fricker e Gary Hennessey (Ratnaguna). Eles compartilham a minha aspiração de levar a atenção plena às pessoas que sofrem com dores, doenças ou estresse, e grande parte do conteúdo deste livro foi desenvolvida por nós três.

Padmadarshini (Rosey Cole) colaborou no programa de movimentos conscientes. Professora de ioga habilidosa, ela mostrou-se generosa na hora de ceder seu tempo e mostrar seus talentos. Sou grata também a Donna Farhi, por sua exploração detalhada da respiração, especialmente na obra *The breathing book* [O livro da respiração], que me ajudou a desenvolver as reflexões que embasam o Capítulo 7. Pete Moore, do Programa de Dor Persistente no Reino Unido, foi a fonte de inspiração da Parte VI.

Com seu apoio extraordinário ao meu trabalho, a doutora Amanda Williams ajudou-me a acessar o mundo científico e médico da dor crônica. Tenho o maior respeito por seu compromisso firme de atentar para o aspecto humano da dor e do sofrimento, não obstante a causa.

O doutor Jon Kabat-Zinn também se mostrou generoso com seu tempo e apoio. Conheci seu trabalho durante minha luta para estabelecer uma prática eficaz de meditação, enquanto vivia num corpo cheio de dores. A abordagem apresentada por ele foi como um oásis no deserto.

Sinto uma profunda gratidão por Sangharakshita, meu professor budista, que traduziu os ensinamentos budistas de forma acessível a uma mulher ocidental moderna como eu. Simplesmente, os ensinamentos dele mudaram a minha vida. Ao fundar a Western Buddhist Order (atualmente Triratna Buddhist Order), ele estabeleceu uma comunidade dentro da qual encontro apoio para seguir o caminho do budismo.

Sou grata também aos meus amigos, familiares e assistentes pessoais, que foram bastante pacientes à medida que mergulhei no processo de escrever, dando-me espaço para a execução deste trabalho. Agradeço especialmente ao meu parceiro, Sona – que tem sido uma fonte de gentileza e estabilidade –, e aos meus pais, que me ajudaram com tanta bondade e generosidade a lidar da melhor forma possível com a minha deficiência física. Eles sempre exemplificaram o espírito empreendedor e pioneiro dos neozelandeses, e encorajaram essas qualidades em mim.

Finalmente, agradeço a todas as pessoas que estão doentes e vivendo com dor que se envolveram com a Breathworks no decorrer dos anos. A sua coragem e abertura ajudaram-me a formular este livro. Muitas também compartilharam suas histórias com generosidade, histórias essas incluídas na presente obra. Contudo, para proteger a privacidade dos autores dos relatos, seus nomes foram trocados.

NOTA

Todos os métodos e técnicas expostos neste livro podem ser adotados paralelamente ao tratamento médico, não devendo substituí-lo. O leitor cuja dor não tenha sido diagnosticada ou que apresente qualquer outro sintoma preocupante deve consultar um médico ou terapeuta qualificado.

Sumário

Prefácio à edição brasileira 13

Apresentação 17

Como usar este livro 21

PARTE I: UMA NOVA RELAÇÃO COM A DOR 25

1. Minha jornada até o momento presente 26

    Sofrimento primário e secundário 30

    Manejo da dor baseada na atenção plena

    e a abordagem da Breathworks 31

2. O que é dor? 34

    Dor aguda e crônica 35

    Pesquisas atuais sobre a dor crônica 37

    Trabalhando com a dor 39

3. As duas flechas 41

    "Bloquear" e "afundar" 45

    A reação sábia 47

PARTE II: ATENÇÃO PLENA E *HEALING* 51

4. Explorando a atenção plena 52

    As raízes da atenção plena 54

    Explorando a atenção plena 55

    Humanidade comum e empatia 62

    Virando a dor do avesso e de cabeça para baixo 62

    Atenção plena e gentileza 64

    Interconexão e gentileza 65

5. O modelo de cinco passos da atenção plena 67

    Passo 1 – O ponto de partida: a consciência 68

Passo 2 – Ir ao encontro do desagradável. 69

Passo 3 – Buscar o agradável 72

Passo 4 – Ampliar a consciência e cultivar a equanimidade 75

Passo 5 – Escolha: aprendendo a reagir com consciência,
em vez de reagir automaticamente 78

Questões especiais para a prática de atenção
plena com a dor e a doença. 80

6. *Healing*, totalidade e cura 83

A distinção entre *healing* e cura 84

Meu caminho para a totalidade 86

PARTE III: VOLTANDO PARA CASA NO CORPO 93

7. A respiração 94

Consciência corporal como reabilitação 94

O que é respiração? 95

O espírito de investigação 101

Características da respiração de corpo inteiro 103

8. Movimento consciente 109

Os movimentos conscientes 116

1. Movimentos na posição deitada. 117

2. Movimentos na postura sentada 125

PARTE IV: APRESENTANDO A MEDITAÇÃO 135

9. O que é meditação? 136

O que é meditação. 137

A meditação no sistema de saúde ocidental 138

A abordagem Breathworks de meditação. 140

"Parar" e "ver". 141

10. Atitudes que ajudam. 144

Três qualidades essenciais: intenção, atenção e interesse 147

Outras dicas para a meditação 154

11. Meditando com dor 157

Lidando com a dor ou com o desconforto físico intenso. 157

Atitudes em relação à dor e à meditação 159

A dor pode focar a mente. 163

PARTE V: A PRÁTICA DA MEDITAÇÃO 165

12. Preparando-se para a meditação 166

A postura 166

Meditando regularmente. 172

Criando o seu programa de prática 173

Cronometrando as sessões 174

O ambiente. 174

13. A consciência corporal 176

Fundando a consciência no corpo. 177

O método. 178

As rotas em torno do corpo 179

O poder transformador da consciência 182

Soltar, entregar-se ou deixar fluir 183

Usando a respiração. 184

Corpo e mente. 184

Dificuldades comuns com a consciência corporal. 186

14. Atenção plena na respiração 190

A prática. 191

A estrutura da prática 195

Explorando a prática 197

15. Consciência amorosa 200

A prática. 200

Elementos da prática 206

16. Lidando com pensamentos e emoções 210

Lidando com pensamentos. 210

Trabalhando com estados emocionais intensos 217

PARTE VI: ATENÇÃO PLENA EM TODOS OS MOMENTOS. 221

17. Atenção plena na vida diária 222

Alinhando suas aspirações com a realidade 222

O ciclo: um passo para a frente, três passos para trás. 223

O intervalo de três minutos de respiração 228

O sono e a alimentação no método da atenção plena 229

Evitando os buracos da calçada 230

Autobiografia em cinco capítulos curtos 230

18. Prossiga 232

A vida é soberana 232

A jornada continua 235

Apêndice 1 – Programa de práticas 237

Apêndice 2 – Diário de fatos agradáveis e desagradáveis 239

Apêndice 3 – Descobrindo mais 241

Notas 244

Prefácio à edição brasileira

SE VOCÊ SOFRE COM ALGUM TIPO DE DOR CRÔNICA, com certeza já sabe que, em longo prazo, o esforço dedicado a se livrar do problema costuma piorá-lo. Não existem muitas saídas!

No Brasil, costumamos dizer: "Se correr o bicho pega; se ficar o bicho come". Aqueles que enfrentam dores crônicas conhecem bem a verdade por trás dessas palavras. Fica a pergunta: existe um caminho prático entre esses dois extremos, algo que as pessoas com dor possam incorporar ao seu dia a dia e realmente chegue o âmago do problema?

Nos últimos anos, a medicina vem pesquisando maneiras que nos permitam prestar atenção à dor sem sucumbir ao estresse e ao sofrimento que dela derivam. Inúmeros métodos, técnicas, práticas e princípios estão sendo testados no mundo todo.* As abordagens mais eficazes têm sido aquelas baseadas na consciência, que ensinam às pessoas a mudar radicalmente sua forma de se relacionar com a dor em vez de prometer que ela vai cessar. Essas abordagens mostram que o problema latente não é a dor em si, mas a maneira como reagimos a ela. Baseado nessas pesquisas, este livro apresenta, passo a passo, a prática da atenção plena (*mindfulness*), que vem sendo aplicada em hospitais e clínicas ao redor do planeta.

Você deve estar se perguntando: como prestar atenção na dor pode melhorar meu estado? Em geral, não queremos nem pensar nela. Compreensivelmente, buscamos nos livrar da dor. Quando ela persiste, resistimos a ela de forma natural – e usamos os mais diversos truques para fazê-la desaparecer. Porém, quando lidamos assim com a dor, ficamos exau-

---

*OSPINA, M. A. *et al.* "Meditation practices for health: state of the research". Relatório preparado em junho de 2007 para a Agency for Healthcare Research and Quality, University of Alberta/Capital Health Evidence-based Practice Center, Edmonton, Canadá.

ridos. Carl Gustav Jung resumiu essa luta da seguinte maneira: "Aquilo a que você resiste persiste".

Outra solução aparente é tentar desviar a atenção do problema. Em curto prazo, parece funcionar. Mas não é uma solução duradoura, porque depois de pouco tempo a dor volta a atacar. Se pensarmos bem, veremos que tanto o ato de ignorar a dor quanto o de resistir a ela são inúteis e fazem que o "bicho" nos pegue. Independentemente de quem você seja e de qual tendência adote, estamos no mesmo barco: todos queremos mais bem-estar; nenhum de nós deseja mais dor. Percebo a força desses dois impulsos na minha maneira de agir, naqueles que me cercam e especialmente nos alunos dos cursos de atenção plena que ministro em São Paulo.

De forma corajosa, Vidyamala Burch produziu uma obra para aqueles que procuram uma forma de lidar com o lado desagradável da vida que combata os hábitos arraigados e vá à raiz do problema. Ela nos convida a ser gentis conosco, a aceitar que a dor está de fato presente e a encará-la com uma atenção "sábia". Em vez de tentar acabar com a dor – ou de fingir que ela não existe –, Vidyamala ensina caminhos que podemos trilhar para a verdadeira natureza da situação e que revelam possibilidades antes inéditas. Sua abordagem é incrivelmente prática e clara. Ela sofre com a dor há duas décadas e, portanto, conhece o assunto por experiência própria. Vidyamala não mais se deixa seduzir pelas soluções de cura rápida que proliferam no mercado, e – depois de um longo processo de tentativa e erro – criou uma prática específica baseada nos princípios e na sabedoria de sua experiência, que ela conseguiu integrar à vida cotidiana. Este livro que você tem em mãos é resultado das descobertas que ela fez enquanto trilhava o caminho do meio entre evitação e assoberbamento. Aqui você encontrará instruções simples para realizar cada prática; aprenderá ainda a adaptar cada uma delas à sua situação particular e a lidar com os desafios mais comuns que surgem quando aplicamos a atenção plena.

Nunca me esqueço da primeira vez em que ouvi Vidyamala falar sobre sua experiência de viver com dor (estávamos num treinamento para pessoas com problemas de saúde). Para minha surpresa, ela enfatizou inúmeras vezes que a gentileza era mais importante que a consciência. Ela compreendeu de maneira sábia que, embora a consciência seja o centro da atenção plena, aqueles que convivem com a dor são muito exigentes consigo e com o próprio corpo. Muitas vezes, o corpo se torna o problema e o "inimigo". Por isso, e acima de tudo, ela nos ensina a imbuir aquilo que nos cerca com o espírito de cuidado. Sua forma de ver as coisas é bem diferente das abordagens anteriores que conheci, geralmente mais duras e frias. Quando ela explicou as práticas, não só senti meu corpo como se fosse a primeira vez, mas também experimentei a sensação de "retornar" à minha experiência física de forma ardorosa, terna e serena. Finalmente eu encontrara alguém que realmente poderia ensinar partindo da experiência de estar em paz com o próprio corpo, mesmo que ele sentisse dor.

A abordagem de Vidyamala é especialmente bem-vinda porque, quando começamos a praticar a atenção plena, somos obrigados a admitir que precisamos começar onde estamos, em vez de desejar que fosse tudo diferente. Prepare-se! Se você está em busca de um jeito fácil de lidar com a sua situação, talvez fique desapontado. Ainda assim eu o incentivaria a abrir-se para algo que, daqui a algum tempo, pode ser muito gratificante. Este livro é um convite delicado para que você prove e veja, para que experimente algumas práticas e perceba o que seu corpo e sua mente de fato estão lhe dizendo. Se você lê-lo com esse espírito, estará mais bem preparado para os profundos benefícios que a atenção plena trará para sua existência.

STEPHEN LITTLE
Professor de Atenção Plena em São Paulo (SP)

Apresentação

A DOR É UMA EXPERIÊNCIA UNIVERSAL. Mas, apesar de toda essa familiaridade, existem muitas coisas a seu respeito que ainda não compreendemos e para as quais os conceitos adequados são escassos. Trabalho na área da dor (principalmente no tratamento de grupos com métodos cognitivo-comportamentais) há mais de vinte anos e contribuí com a produção bibliográfica científica acerca da eficácia dos métodos cognitivo-comportamentais. Aprendi tremendamente com milhares de pacientes tratados na Unidade de Manejo de Dor (Input) do Hospital St. Thomas, em Londres, onde dirigi diversas pesquisas e lidei com a literatura e comprovações de estudos. Mas ter conhecido Vidyamala e seu trabalho, conforme é descrito neste livro, acrescentou uma nova dimensão ao meu pensamento sobre a psicologia da dor.

Muitas das dificuldades de conceituar a dor surgem devido ao profundo dualismo do pensamento ocidental, segundo o qual um espírito autônomo flutua livre, observando e organizando o corpo, no qual ele oficialmente reside. Essa maneira de pensar dissemina confusão e solapa uma compreensão integrada de nós mesmos. Nas filosofias não ocidentais, podemos descobrir maneiras mais eficazes de representar (ainda que de modo simplificado) os processos extraordinariamente complexos e recorrentes subjacentes às experiências de dor. *Viva bem com a dor e a doença* aborda essas ideias e algumas das práticas e perspectivas que as acompanham. Aplica-as aos problemas de viver com dor de maneira profundamente inspiradora e, ao mesmo tempo, inteiramente prática. O espírito da curiosidade científica, da responsabilidade, da honestidade e do desejo de se basear no conhecimento atual mais completo, tudo isso está exemplificado neste livro. Esse espírito distingue a filosofia e a prática da atenção plena, e dos métodos meditativos aplicados à dor, de muitos dos métodos de tratamento alternativos e complementares com os quais ele é às vezes agrupado.

A dor surge de um sistema de alarme bastante eficiente; ela é imediata e exige a nossa atenção. Mesmo assim, tal sistema não é apenas acionado pelo alarme de perigos externos. O que experimentamos é um equilíbrio entre, de um lado, os sinais do que está acontecendo fora e dentro do nosso corpo e, de outro, o que o nosso cérebro julga serem as prioridades dignas de nossa atenção. Como acontece com qualquer sistema complexo, esse equilíbrio pode ser rompido, gerando falsos alarmes, amplificando a dor, superestimando a ameaça, desviando a atenção para uma dor que já é demasiado familiar. A dor é absolutamente real, mas existe algum espaço de manobra para nos libertarmos da ameaça, da aflição e da insistência da experiência dolorosa. Isso pode ser resumido como uma mudança no relacionamento com a dor.

Eu conheci Vidyamala em 2004, vários anos depois que ela me escreveu perguntando qual seria a melhor maneira de avaliar seu trabalho de Breathworks e esperando compartilhar as descobertas acerca do manejo da dor. Sua abordagem parecia ser um modelo: não basta convencer a nós mesmos de que nosso método funciona – precisamos de provas. O trabalho de Vidyamala foi estimulado por sua curiosidade científica e pelos pacientes; a descrição desse trabalho foi expressa com paixão, bem como seu desejo de ser responsável pela qualidade do que se produzia, tanto em relação aos pacientes como na área mais ampla do tratamento da dor.

As provas da eficácia dessa maneira de lidar com a dor vêm se acumulando. Um dos primeiros estudos sobre a atenção plena, feito por Jon Kabat-Zinn e seu grupo[2], envolvia pessoas com dor crônica e persistente, mas foi apenas várias décadas depois que a literatura de pesquisa começou a se desenvolver, em especial com os estudos do Bath Pain Management Centre[3]. Desde o início, Vidyamala e seus colegas adotaram uma postura reflexiva para avaliar seu trabalho em grupo e, particularmente, para tentar compreender os processos por meio dos quais a atenção plena modifica a experiência da dor e seu impacto na pessoa com dor. Ela nos faz lembrar que o termo "reabilitação" significa "re-habitar", e todos os métodos neste livro ajudam a pessoa com dor a reabitar seu corpo com maior harmonia e bem-estar, por mais que esse corpo esteja dolorido, em vez de tentar lutar contra ele ou negar suas mensagens.

As pessoas com dor, caracterizadas com demasiada frequência na literatura médica como inativas, evasivas, cautelosas e reservadas, muitas vezes descrevem sua experiência com expressões como "lutar contra a dor" ou "tentar não ceder à dor". Entretanto, elas jamais conseguem "vencer" inteiramente; assim, sentem que a vida é um campo de batalha permanente. Este livro descreve, por outro lado, como negociar a paz com a dor, como compreender e encontrar um terreno comum e até mesmo, por assim dizer, plantar flores ali. Além de descrições úteis e discussões acerca da meditação e de práticas relacionadas no contexto da dor persistente, há relatos sinceros da superação de resistências e de atitudes perversas. Seções criteriosas indicam as posições físicas que levam em consideração a dor. Vidyamala reconhece plenamente as dificuldades da dor (ela escreveu o livro em turnos cronometrados de trabalho no computador, porque o período em que consegue ficar sentada é limitado pelo aumento gradual da dor), demonstrando aceitação e bondade, em vez de prover um falso conforto. Suas lutas são descritas com humor, afeição e compreensão, da mesma forma como ela escuta os conflitos das outras pessoas.

Este é um dos livros mais generosos e empáticos que já li. Ninguém que tenha uma mente aberta vai deixar de aprender com ele. Os leitores com e sem dor reconhecerão descrições eloquentes das armadilhas em que caímos quando lutamos para evitar aquilo que não queremos enfrentar. Vidyamala dá voz intuitiva a uma descrição reflexiva, completa, sem deixar de ser crítica da atenção plena e da teoria e prática da meditação. Ela utiliza suas experiências, sobretudo aquela vivida com sua dor, mas sem nenhum vestígio de autocentramento ou de solipsismo. O modo como ela descreve a convivência com a dor não revela afastamento ou misticismo: é muito vivo, conectado, consciente de si e dos outros. Lembro-me, especialmente, como isso foi recebido num *workshop* lotado de gente, num encontro no British Pain Society, em 2006. Vidyamala e seus colegas, Gary e Sona, prenderam completamente a atenção de médicos, fisioterapeutas, psicólogos, enfermeiros e outros, conforme descreviam seu trabalho, respondiam a perguntas e conduziam o público em alguns exercícios de atenção plena.

Quando Vidyamala escreveu para mim pela primeira vez, em 2001, ela disse: "Eu realmente adoro esse trabalho e costumo ficar muito comovida e inspirada pelas pessoas que conheço". Isso foi exatamente o que emergiu da conversa com ela: um sincero desejo de compartilhar, uma capacidade de integrar os detalhes da luta das pessoas com dor ao cenário mais amplo da dor (e das várias dimensões em que se desenvolvia a assistência) e um impulso de proporcionar o padrão mais elevado possível de ajuda. Vidyamala e seus colegas pareciam fazer nascer do nada, o curso e os recursos da Breathworks; na verdade, estes resultaram de sua convicção, dedicação e compromisso emocional. Este livro surgiu do mesmo espírito.

DOUTORA **AMANDA C. DE C. WILLIAMS**
Professora de Psicologia Clínica e da Saúde
University College London

Como usar este livro

EM 1990, numa pequena livraria independente de Londres, comprei, por acaso, um livro intitulado *Who dies?*[4]. Essa obra incluía exercícios para ajudar as pessoas a lidar com as doenças e a morte com dignidade, *indo ao encontro* de sua experiência; um dos capítulos abordava especificamente as maneiras de trabalhar a dor física. Eu o li com sofreguidão. Uma dor constante me acompanhava havia catorze anos, devido a uma lesão na coluna, e, conforme eu lia, sentia um tremendo alívio. Pela primeira vez eu encontrava um ponto de vista sobre o assunto que me parecia, intuitivamente, estar correto.

Embora eu já praticasse meditação havia vários anos, aquela foi a primeira vez que deparei com orientações explícitas sobre como meditar quando se sente dor. O que se mostrou mais radical e convincente foi a mensagem sobre nos abrirmos para a dor, com gentileza e aceitação, em vez de tentar, continuamente, derrotá-la e superá-la. Segui essa concepção e comecei a aplicá-la à minha situação, pois sabia que meu hábito, profundamente arraigado, de combater a dor apenas causava mais dor; eu queria pôr um fim a essa luta.

Este livro é dedicado àqueles que se encontram na mesma situação em que eu estava, que queiram encontrar novas maneiras de viver com a dor e a doença, ou outras antigas dificuldades, não importa a causa. Eu o escrevi na esperança de que ele possa ajudar você, assim como fui ajudada por *Who dies?* e outros livros, bem como pelos professores com quem tive a sorte de estudar durante meus vinte anos de prática de atenção plena. A atenção plena é um estado especial de consciência que expressa atenção e disposição em cada momento da existência. No meu caso, salvou a minha vida. Ela me ensinou a ser criativa, em vez de reativa, com meus estados mentais e emocionais. Isso me permitiu baixar as armas e me reconciliar com a minha situação, com maturidade e paz. Ainda sinto dor, mas a dor de lutar contra essa dor relaxou, e minha qualidade de vida ficou irreconhecivelmente melhor.

Em 2004, eu fui uma das cofundadoras da Breathworks, organização não governamental que oferece estratégias baseadas na atenção plena a pessoas que vivem com dor, doenças e estresse. Ensinamos os métodos apresentados neste livro geralmente a grupos de dez a quinze pessoas, que se reúnem em sessões semanais durante oito semanas. As pessoas que conheço sempre me inspiram. Quando deparamos com dificuldades reais e não temos outra opção a não ser uma intensa busca interior, a nobreza interna costuma emergir. Eu mesma estou sempre aprendendo, conforme observo as pessoas avançando passo a passo, semana após semana, para recuperar uma vida que valha a pena ser vivida.

No decorrer dos anos em que venho dirigindo a Breathworks, as pessoas que não têm condições de frequentar um curso sempre solicitam material para que possam tirar proveito da atenção plena. Este livro é, em parte, uma resposta a essas solicitações, e espero que você o considere interessante e útil. Além disso, eu o escrevi lembrando sempre de como me senti quando encarei pela primeira vez a solidão da incapacidade física e da dor crônica, com poucos recursos à minha disposição. Nos anos subsequentes, cometi muitos erros, mas também aprendi diversas lições valiosas. Se esta obra puder ajudar as pessoas – mesmo que poucas – a encontrar uma maneira mais fácil de lidar com a dor e a doença, terá valido a pena escrevê-lo.

Como utilizar este livro

A OBRA É DIVIDIDA EM SEIS PARTES. A primeira e a segunda abrangem os princípios fundamentais de uma abordagem consciente da vida com a dor e a doença. As seguintes fornecem orientações e exercícios práticos.

- A **Parte I** começa com minha história de vida com dor. Considera a natureza da dor e descreve como estabelecer um novo relacionamento com ela por intermédio da atenção plena.
- A **Parte II** explora a atenção plena e como ela pode levar à totalidade, mesmo que seu corpo esteja ferido ou doente.
- A **Parte III** explica como voltar para casa em seu corpo por meio da consciência na respiração e dos movimentos conscientes.
- A **Parte IV** aborda a meditação em detalhe e oferece dicas úteis.
- A **Parte V** apresenta três práticas formais de meditação.
- A **Parte VI** enfoca maneiras de levarmos a atenção plena para nossa vida diária.

Com a minha experiência, aprendi a importância de aplicar a atenção plena em todos os pontos da minha vida. Os benefícios serão reduzidos caso você medite mas não esteja plenamente atento durante o dia, ou agrave sua dor pela falta de atenção plena na maneira de movimentar o corpo, ou pela fixação em hábitos destrutivos de pensamento e fala. Assim, o programa de atenção plena apresentado aqui cobre todos os aspectos da sua vida: a consciência corporal e da respiração; o movimento consciente, a transformação da mente com a meditação e a aplicação da atenção plena no cotidiano. Ninguém pratica a atenção plena perfeitamente, mas se você desenvolvê-la em todos os momentos do dia, por mais imperfeito que seja cada um deles, obterá uma enorme melhoria em sua vida.

O principal foco do livro é a dor física, mas as técnicas de atenção plena se aplicam a qualquer tipo de doença. Elas o ajudarão a administrar sua energia e seu cansaço, além de melhorarem sua qualidade de vida. Em síntese, as técnicas também aliviam o sofrimento mental e emocional, como o estresse, a ansiedade e a depressão.

Como eu mesma convivi com a dor, sei até que ponto pode ser incômodo ter de lidar com um livro longo, pesado e denso; portanto, este é apresentado num formato conveniente e está dividido em seções curtas, de modo que você possa seguir a leitura ou interrompê-la no seu ritmo. Talvez você queira começar com a exploração da respiração e do movimento da Parte III, ou com as práticas de meditação da Parte V, mas os outros capítulos o ajudarão a compreender melhor o que está fazendo.

Tornar a atenção plena parte integral da sua vida requer treino. O Apêndice 1 apresenta um guia semanal que resume como aprender de maneira sistemática as diversas práticas deste livro. Isso o ajudará a tirar o máximo de proveito do programa e a desenvolver um horário satisfatório e exequível de aprendizagem ao longo das semanas.

Além das instruções aqui presentes, a prática guiada pode ser útil. Recomendo que junto com o livro você utilize as meditações "guiadas" gravadas por mim, que estão disponíveis para *download* no site de Breathworks: www.breathworks-mindfulness.co.uk[5].

A expressão latina *carpe diem!* significa "aproveite o dia", atitude que costuma estar viva e presente naqueles dentre nós cuja vida foi reduzida ao essencial por causa do sofrimento. Espero que este livro o ajude a aproveitar todos os momentos de cada dia de sua vida, com amor em seu coração.

PARTE I

▼

Uma nova relação com a dor

1. Minha jornada até o momento presente

Eu mal havia completado 23 anos quando fui visitar meus pais, que moravam em Wellington, Nova Zelândia, durante as festas de fim de ano. No primeiro dia do ano, fui acordada logo cedo pelo som de batidas em minha janela. Era um amigo que ia de carro para Auckland, onde eu morava, e me oferecia uma carona. Ainda de ressaca, devido às celebrações da noite anterior, saí da casa em silêncio, deixando um bilhete para minha família, e adormeci no banco de passageiros. Quando dei por mim, estava acordando num carro em destroços, tendo ao meu lado o rosto ensanguentado de Tim. Ele havia adormecido ao volante e o carro atingiu um poste na beira da estrada. Meu ombro doía, meu pescoço doía, meu braço doía... e minhas costas doíam terrivelmente. Lembro-me da dor e também dos sons no carro. Em segundo plano, por trás dos lamentos de Tim, havia outro ruído. Percebi aos poucos que era o som de meus gritos.

Seis anos antes do acidente, eu machucara seriamente a coluna, já acometida de fraqueza congênita, ao fraturá-la enquanto tirava uma pessoa da piscina durante um treino de salvamento. Isso implicou meses num colete de gesso, duas operações de grande porte e quase um ano de ausência na escola. Embora eu houvesse me recuperado até certo ponto, era ainda um esforço me manter ativa devido à dor física. Agora, o acidente de carro havia esmagado meu corpo enfraquecido. Uma ambulância nos levou ao hospital, onde me disseram haver uma clavícula quebrada, torção de pescoço, concussão e um pulso gravemente deslocado, bem como uma terrível dor nas costas. Levaria ainda dois anos para que os raios X revelassem a fratura causada pelo acidente no meio da minha coluna vertebral. Qualquer chance que eu ainda pudesse ter de viver sem dores crônicas havia sido destruída, e as dores, às vezes muito intensas, têm feito parte da minha experiência durante os últimos trinta anos.

A dor crônica já foi chamada de epidemia silenciosa do mundo moderno. Uma pesquisa de 2004 denominada "Pain in Europe" [Dor na Europa] revelou que uma de sete pessoas no Reino Unido vive com dores persistentes duradouras. Na Europa, a proporção é de uma de cinco pessoas.[6] Esse estudo descreveu a vida que muitos de nós levamos. As pessoas se sentem isoladas e desesperadas, considerando-se uma carga para a família, os amigos e os colegas. Muitas perderam o emprego ou receberam o diagnóstico de depressão devido à dor. Em uma de seis pessoas, a dor era intensa a ponto de causar o desejo de morrer. Um terço das pessoas relatou sentir dor em cada minuto da vida, sete dias por semana. A história é a mesma nos Estados Unidos: oitenta e três milhões de americanos relataram que a dor afetava sua atuação no trabalho, ou em outras atividades, em 2000.[7]

Este livro não é um guia de tratamentos que podem ajudar a aliviar a dor. Ele aborda o que acontece quando se seguem todas as recomendações médicas e a dor continua (caso de quem sofre de dor crônica). Será possível reagir com criatividade, em vez de cair em depressão e desespero? Minha jornada com a dor esteve conectada à prática da atenção plena e aos ensinamentos do budismo, que falam de forma clara, prática e pertinente sobre a experiência da dor nas condições que vivemos hoje. Há poucos anos, compartilhei essa concepção com outras pessoas que sentem dor crônica, e alguns amigos se uniram a mim para ensinar o que chamamos de abordagem Breathworks de manejo da dor baseado na atenção plena. Mas, antes de descrever essa abordagem, desejo relatar uma experiência que se seguiu ao acidente e modificou minha vida desde então.

Alguns meses após o acidente, voltei a trabalhar, mas sentia dor em toda a coluna e descobri que o trabalho causava demasiada tensão física e mental. Depois de dois anos de esforço, finalmente cedi aos apelos de minha mãe e voltei ao médico. O especialista me orientou a voltar para casa e ficar em repouso absoluto, na cama, durante duas semanas, para ver se eu me restabeleceria. Fui então para a cama e, tendo finalmente parado, desmoronei. Os anos em que ignorei meu corpo cobravam seu preço, e durante meses não tive forças para me levantar.

Era um momento de avaliação. Antes do acidente, eu progredia em minha carreira de editora de fotografia, às vezes trabalhando durante a noite, por ocasião de algum prazo final. Eu adorava meu trabalho, que me permitia manter a mentira (tanto para mim como para os outros) de que eu era tão saudável e ativa como sempre havia sido. Minha identidade estava vinculada ao meu trabalho, mas agora não era possível exercê-lo.

Mesmo depois de diversos meses na cama, não houve recuperação física, e outro médico propôs injetar esteroides nas minhas vértebras. Tais injeções provocaram dores intensas e eu não conseguia urinar. Logo adoeci gravemente e minha bexiga parou de funcionar. Fui hospitalizada, cateterizada e transferida para a unidade de terapia intensiva neurocirúrgica para ficar em observação. Deitada em minha cama, eu estava desconcertada: os outros pacientes recuperavam-se de hemorragias cerebrais e tumores. Eu nunca havia estado perto de pessoas tão doentes e me sentia amedrontada.

Após um exame feito por um dos médicos, tive de sentar com a coluna ereta por vinte e quatro horas, para evitar complicações. Depois de tantos meses sem sentar, dessa vez não havia escolha: teria de passar por isso. Durante as longas horas daquela noite, senti-me à beira da loucura, e parecia ouvir duas vozes falando dentro de mim. Uma dizia: "Eu não consigo aguentar isso. Vou enlouquecer. É impossível tolerar isso até o amanhecer". Já a outra respondia: "Você tem de aguentar, você não tem escolha". Elas discutiam incessantemente, como um torno que a cada segundo ficasse mais apertado. De repente, daquele caos algo novo apareceu. Senti uma clareza intensa e uma terceira voz disse: "Você não tem de atravessar a noite até amanhecer. Você só precisa atravessar o momento presente".

Imediatamente, minha experiência foi transformada. A tensão que me torturava abriu-se em expansividade, e compreendi a verdade do que a terceira voz me dizia. Eu soube, não de maneira racional, mas no meu coração, que a vida só pode se desenrolar um momento por vez; percebi que o momento presente é sempre suportável e provei a confiança que esse conhecimento traz. O medo se esvaiu e eu relaxei.

Sentada com a ajuda de um apoio na cama do hospital, naquela noite compreendi que grande parte do meu tormento crescia por causa do medo do futuro (os momentos de dor que, na minha imaginação, se estenderiam até o amanhecer), e não do que eu sentia, de fato, no presente. Sem entender o que tinha acontecido, senti que havia descoberto algo extraordinário. Era uma experiência visceral, que ecoou como as reverberações de um terremoto através do meu corpo, dos meus sentimentos e pensamentos – e tinha um gosto de liberdade.

Aquela longa noite sentada foi o eixo em torno do qual minha vida se transformou. O que vivenciei rompeu as minhas defesas e mostrou-me uma maneira completamente diferente de ser. Era como se a bússola da minha vida de repente se alterasse e meus hábitos, atitudes e entendimento estivessem se realinhando aos poucos. Ainda assim, passaram-se muitos anos de convivência com a dor crônica até que eu conseguisse integrar aquelas lições à minha experiência cotidiana de modo sustentável e prático. Antes eu me baseava na simples dicotomia entre a dor (que era indesejável) e a ausência de dor (desejável). Por incrível que pareça, descobri que a dor crônica com a qual eu convivia não era realmente o problema. O que de fato me fazia sentir infeliz e aflita era a minha *resistência* ao sofrimento – os milhões de maneiras com as quais a mente e o coração podem dizer: "Eu não quero que isso aconteça comigo". É isso que torna a dor tão, mas tão dolorosa.

A mudança foi sutil e gradual, da atitude de luta para a de aceitação, e tive grande ajuda de técnicas que possibilitaram o trabalho constante com meus estados mentais: a atenção plena e a meditação. Minha primeira experiência de meditação aconteceu quando o capelão do hospital me visitou, embora eu não me considerasse uma pessoa religiosa. Homem de extrema bondade, ele sentou-se ao lado da minha cama, segurou minha mão e me conduziu numa visualização na qual me pedia para recordar uma época feliz da minha vida. Levei a mente para as férias em South Island, na Nova Zelândia, quando eu era uma adolescente despreocupada e apaixonada pela beleza das grandes montanhas. Assim, fiz a profunda descoberta de que, embora meu corpo estivesse machucado, minha mente ainda estava inteira e eu conseguia sentir paz.

Ao sair do hospital, eu sabia que não poderia retornar à minha carreira de edição de filmes. De alguma forma, seria preciso encontrar novos valores e objetivos; eu ansiava por retomar a paz que senti ao relaxar no momento presente naquela noite na UTI e, posteriormente, ao meditar com o capelão. Todo dia eu passava horas deitada na cama, ouvindo fitas de meditação dirigida e tentando compreender as coisas. Embora meu mundo externo estivesse restrito, meu mundo interno estava desabrochando.

Essa jornada conduziu-me ao Auckland Buddhist Centre e, finalmente, ao Taraloka Women's Retreat Centre, em Shropshire, Inglaterra, onde morei por cinco anos. Gradualmente, tornei-me mais consciente de mim mesma e do mundo à minha volta. Aprendi a estar com minha experiência, mesmo que fosse dolorosa, e a habitar meu corpo com honestidade e delicadeza.

Viver com a dor mudou-me de maneira profunda. Aos poucos, fui capaz de enfrentar minha nova realidade e, nesse processo, descobri que ela abarca não apenas a dor e as limitações físicas de meu corpo, mas também inúmeros elementos sutis e belos. Ao resistir à dor e tentar bloqueá-la, eu também bloqueava a beleza. Ao me abrir para a dor, eu abria a porta para uma riqueza de emoções, como o amor, a ternura e a sensibilidade. Percebi que a vida é agridoce e, quando paro de esperar que ela seja apenas maravilhosa ou horrível e guardo, num coração sincero, um sentimento da delicada mistura dos dois, sinto-me relaxada e aberta. Ao encarar minha situação e me tornar sensível a ela, tornei-me uma pessoa mais gentil, mais tolerante e com muito mais empatia pelos outros.

Sofrimento primário e secundário

A ABORDAGEM DESCRITA NESTE LIVRO baseia-se no que aprendi naqueles anos, quando tentava viver de maneira atenta ao mesmo tempo que sentia dores crônicas. Uma ideia decisiva é que a experiência da dor ou sofrimento pode ser dividida em dois elementos. Em primeiro lugar, existem as sensações desagradáveis reais no corpo, em qualquer momento. Chamo isso de "sofrimento primário". Em segundo lugar, existem as miríades de manifestações de resistência a essas sensações, que ocorrem em nível físico, mental e emocional – em geral todos ao mesmo tempo –, situação que chamo de "sofrimento secundário".

Essa distinção é a chave para viver com sucesso com a dor crônica, porque mostra como fazer mudanças. É fácil descobrir que não se está trabalhando bem com a dor. Se a dor for um fato inevitável devido às suas condições de saúde, e você tentar superá-la ou bani-la, estará se preparando para o fracasso. Por outro lado, se aceitar de maneira passiva o sofrimento secundário, você também passará por aflições desnecessárias. Mas, se for capaz de distinguir os dois níveis de dor, conseguirá identificar os hábitos de resistência que causam o sofrimento secundário. A mudança de tais hábitos reduz esse aspecto do seu sofrimento, às vezes de maneira impressionante. Você descobrirá que é possível voltar a viver de forma criativa, com uma sensação maior de domínio da própria situação.

INGRID

No outono passado, minhas enxaquecas estavam piorando. Quando ouvi sua palestra, decidi ir ao encontro da dor, em vez de resistir a ela. Parei de entrar em pânico e me culpar, e tentei desenvolver a gentileza em relação à dor. Desde então, as dores de cabeça melhoraram muito.

Manejo da dor baseado na atenção plena e a abordagem Breathworks

Nunca me esqueci daquela experiência de terrível solidão vivenciada no hospital. Após muitos anos de práticas de meditação e atenção plena, e de milhares de horas tentando estar consciente enquanto sentava ou deitava num corpo cheio de dores, finalmente senti que tinha algo a oferecer a outras pessoas que sofrem de crises semelhantes. Eu sabia que a atenção plena funcionava, e só precisava descobrir como transformá-la em um método para as outras pessoas.

Aprendi com o exemplo de Jon Kabat-Zinn, que criou a Clínica de Redução de Estresse do Centro Médico da Universidade de Massachusetts, em 1979, e desenvolveu o Programa de Redução do Estresse Baseado na Atenção Plena. Mais de dezesseis mil participantes já passaram por esse programa, inclusive muitas pessoas com dores crônicas e doenças[8]. Em 2001, participei de um de seus retiros e aprendi com a presença e habilidade de Jon como professor, bem como com sua experiência profissional.

Naquele mesmo ano, comecei meu trabalho com um projeto piloto e, aos poucos, formulei o que se tornou o Programa Breathworks de Manejo da Dor Baseado na Atenção Plena. Juntamente com meus colegas Ratnaguna e Sona Fricker, ministro cursos a outras pessoas que vivem com dor. Mais recentemente, o programa foi adaptado para aqueles que lidam com estresse ou qualquer outra dificuldade, como ansiedade, depressão e fadiga. Damos treinamento para que outras pessoas realizem o programa, e a comunidade Breathworks, embora pequena e bastante nova, realiza atividades em diversos países e oferece aprendizagem a distância a quem não pode vir até nós ou está impedido de sair de casa. Este livro é outro passo para compartilhar o que aprendi nesses anos dolorosos, porém belos.

Minha conexão com a atenção plena se deu por meio de meu envolvimento com o budismo, que investiga a "atenção plena" de forma minuciosa. O Capítulo 3 fornece algumas informações sobre o budismo para explicar o contexto no qual a prática da atenção plena originalmente se desenvolveu. Mas você não precisa ser budista para seguir e entender os princípios e técnicas apresentados aqui. O cultivo da consciência sábia e gentil do momento presente é importante dentro de muitas filosofias[9], e você pode praticá-la seja qual for a sua convicção ou formação religiosa.

A atenção plena também é útil independentemente do seu estado clínico. Muitas pessoas com dor crônica não receberam um diagnóstico claro, o que pode ser desalentador, mas uma abordagem baseada na atenção plena não diz respeito à causa de sua dor. O que importa é a sua *experiência* de dor, não obstante o diagnóstico. Muitas vezes não é possível descobrir uma causa única, mas sempre dá para encontrar novas maneiras de lidar com a dor. O essencial é prestar atenção na sua experiência globalmente, em vez de se distrair com outras coisas, ainda que essa experiência inclua a dor. Essa atenção desenvolvida conscientemente é chamada de "atenção plena", e as técnicas neste livro nos ajudam a nos tornar mais atentos. À medida que suas percepções se tornarem mais detalhadas e precisas, você poderá desembaraçar a complexa tessitura da dor e da resistência, desanuviando sua mente e seu coração. Isso lhe permitirá relacionar-se com o sofrimento primário e reduzir o sofrimento secundário que acompanha a dor crônica. Não será tarefa simples, e a resistência reaparecerá muitas vezes, mas com prática você aprenderá a interromper o ciclo de tensão, reação e sofrimento e o substituirá por gentileza, atenção e escolha.

A atenção plena pode ser praticada junto com outros tratamentos. Encorajo-o a buscar toda ajuda possível, tanto das terapias convencionais como das complementares (se achar adequado) enquanto aprende sobre a atenção plena. Trabalhei com pessoas que não sentiam dor havia muito tempo e com outras que sofriam por décadas. Recebemos alunos com câncer terminal que aprenderam a atenção plena enquanto faziam quimioterapia e outros que, simplesmente, queriam descobrir maneiras de aproveitar do melhor modo possível o tempo que lhes restava. O único requisito é estar motivado e preparado para se envolver com as práticas e os métodos apresentados aqui.

Nos meus cursos, sempre digo que creio na realidade do sofrimento dos alunos (o que pode ser um grande alívio para quem ouve) e os encorajo a assumir a responsabilidade imediatamente. Não é preciso esperar que os médicos terminem o tratamento ou os exames para começar a praticar a atenção plena. É possível começar já. O que você está esperando?

2. O que é dor?

ANTES DE DESCREVER de forma minuciosa o programa Breathworks, vale a pena fazer uma pausa para perguntar se a abordagem baseada na atenção plena combina com o conhecimento moderno da medicina sobre a dor. Faz sentido trabalhar com dor crônica no nível de reações e resistência? A resposta requer que analisemos uma questão ainda mais básica, debatida de maneira que nunca parece adequada às pessoas que sofrem de dor crônica: "O que é dor?"

Segundo o senso comum, a dor é o resultado de um dano ao corpo. No século XVII, o filósofo francês René Descartes desenvolveu um modelo da dor que remete ao "puxão da corda". Assim como o ato de puxar uma corda na torre da igreja faz soar o sino, segundo Descartes o dano ao tecido corporal era um "puxão" que causava a sensação de dor no cérebro. Tomando Descartes como modelo, durante séculos os médicos ocidentais conceberam a dor como uma sensação que podia ser explicada pela neurologia. A intensidade da dor era considerada diretamente proporcional ao grau de dano ao corpo – o que significava que se diferentes pessoas tivessem sofrido a mesma lesão elas sentiriam a mesma dor. Se nenhuma causa óbvia pudesse ser encontrada, o paciente costumava ser acusado de fingimento.

Nos últimos cinquenta anos, os conceitos sobre a dor mudaram de forma impressionante. Os cientistas descobriram até que ponto a dor afeta a pessoa inteira – a mente e o corpo –, e pesquisas que usaram métodos novos e sofisticados mostram o nível real de complexidade da dor. A principal entidade de especialistas em dor, a International Association for the Study of Pain (Iasp), apresentou uma definição de dor usada pela maioria dos profissionais de saúde na avaliação de problemas físicos de dor. Trata-se de "uma experiência sensorial e emocional desagradável associada a um dano potencial ou real em tecidos, ou descrita em função desse dano".[10] Eles acrescentam que "a dor sempre é subjetiva".[11]

A questão principal é que a dor é uma *experiência.* Como sabe qualquer pessoa que tem dor crônica, essa experiência é profundamente pessoal, e os cientistas estão descobrindo que o modo como você vivencia a dor é influenciado por muitos fatores. Emoções, crenças e atitudes influentes em sua sociedade e cultura, bem como as experiências passadas, tudo isso desempenha um papel na forma como você percebe a experiência que rotulamos de "dor".[12] Neste livro, usarei o termo "dor" de maneira bem ampla, para descrever qualquer experiência desagradável que tenha uma dimensão física, seja causada por doença, ferimento, estresse ou emoção, e ensinarei modos de viver com a experiência da dor não obstante a sua causa. Quero também descrever alguns dos mecanismos fisiológicos que causam dor, conforme descritos pela pesquisa moderna, porque para mim foi útil compreendê-los. Isso me ajuda a evitar a piora da dor por causa da ansiedade.

Dor aguda e crônica

A DOR PODE SER DIVIDIDA em duas categorias principais: aguda e crônica. *Dor aguda* é aquela sentida no curto prazo que se segue a um ferimento. Se você der uma topada com o dedão ou tocar em algo muito quente, sentirá uma dor aguda, consequência direta de um sinal doloroso enviado dos músculos, ossos, ligamentos ou pele machucada. Essa dor é parte do sistema de alarme embutido no corpo, assinalando que ele está sendo atacado, e ela avisa a você que é necessário cuidar da região machucada para possibilitar sua cura. É provável que você veja a inflamação em forma de contusão, inchaço ou bolha e sinta dor no local do ferimento. Após a lesão, todo tipo de reações químicas e físicas é ativado nos tecidos e células afetados, que começam a curar o dano provocado. Em geral, a cura se dá em seis semanas e a dor aguda é reduzida nesse período, ao passo que quase todos os tecidos lesados são completamente curados nesse mesmo período. A dor aguda também surge sem um ferimento óbvio, como a dor de estômago que se segue a uma lauta refeição, ou a dor de cabeça que vem com uma ressaca.

Dor crônica, também chamada de *dor persistente* ou *de longo prazo*, é aquela que dura três meses ou mais[13] – às vezes, ela continua por décadas. A palavra "crônica" costuma ser entendida de forma equivocada como "grave", mas, na verdade, significa "de longo prazo". Ela costuma evoluir depois de um ferimento e persistir, muitas vezes de maneira inexplicável, depois que a cura do tecido já ocorreu. Também pode começar sem nenhum motivo óbvio ou específico. Se a dor permanecer mesmo quando não houver nenhum dano físico contínuo, a experiência torna-se um problema médico comumente conhecido como "síndrome da dor crônica".

Os especialistas têm pontos de vista distintos sobre os diferentes tipos de dor crônica[14], mas concordam que ela é complexa e multifacetada. Algumas dores são causadas por dano ao tecido, que persiste com o tempo – como no caso da artrite e do câncer. A dor tem origem nos processos físicos contínuos na região da doença ou degeneração articular, e parece haver uma causa clara para as sensações desagradáveis.

A *dor neuropática* ocorre no sistema nervoso, em vez de ser induzida pelo dano ao tecido. Às vezes ela é desconcertante, pois as investigações médicas comuns não costumam mostrar nenhuma causa óbvia. Em certos casos, a dor neuropática é causada por dano ou ferimento nos nervos, na medula espinhal ou no cérebro, mas há ocasiões em que a dor é sentida mesmo quando tais danos não existem ou a cura já está completa. Os médicos creem que o sistema nervoso reage à experiência da dor aumentando sua capacidade de processar sinais dolorosos, assim como um computador emprega circuitos e memória extra para uma tarefa importante. O sistema nervoso central pode então se tornar demasiado sensível, fazendo que um pouco de dor pareça muito pior do que é. Usando outra analogia, o sistema nervoso é como um amplificador de sensações dolorosas. Quando se tem dor crônica, é como se o amplificador tivesse sido aumentado.

A dor neuropática também pode tomar a forma de sensações incomuns, como a de choques elétricos, água correndo pelo corpo, queimaduras, ou percepções distorcidas do corpo. Eu, muitas vezes, tenho uma sensação de queimadura na sola dos pés, ou uma sensação de cera quente pingando em minha canela, mesmo não havendo nenhum dano nessas partes do corpo. Outro exemplo de dor neuropática é a dor do membro fantasma, que persiste num membro depois que ele foi amputado. Em cada um desses casos, a sensação de dor é produzida por nervos que foram prejudicados ou cujos sinais se tornaram confusos. Um engenheiro diria que a dor neuropática é um defeito elétrico, mais do que mecânico.

O principal a ser compreendido sobre a dor neuropática é que *ela é real* e, quando intensa, pode ser completamente devastadora. Poder-se-ia pensar que ela é fabricada, na medida em que não há nenhuma causa mecânica aparente, mas é cada vez maior o reconhecimento no universo médico de que a dor neuropática é causa de sofrimento por si mesma, podendo ser bastante desagradável.

Em muitos casos, a dor crônica tem inúmeras causas: pode resultar de problemas mecânicos devidos a uma doença, tal como artrite, de tensão muscular graças à má postura, ou do desgaste próprio da idade; pode ser ainda produzida por um sistema nervoso extremamente sensível.

Essas descrições científicas das causas da dor crônica refletem a minha experiência com ela. Sinto fraquezas e tensões devido a antigas lesões, a danos nos nervos e a cirurgias, e também tenho excesso de sensibilidade – como se a dor tivesse se tornado uma configuração-padrão no meu sistema nervoso. Às vezes, penso nessa dor crônica como um ruído de fundo completamente inútil, presente e constante em minha vida: é como ficar presa num quarto com um rádio que não está sintonizado, produzindo, assim, constantes silvos, estalos e zunidos.

Pesquisas atuais sobre a dor crônica

Inúmeras pesquisas vêm sendo realizadas acerca da experiência da dor, por meio de exames modernos de escaneamento de imagens. Nos últimos anos, técnicas de diagnóstico por imagem – como a Tomografia por Emissão de

Pósitrons (PET) e a Ressonância Magnética Funcional (fMRI) – tornaram possível, pela primeira vez, o escaneamento do cérebro por cientistas, durante experimentos ativos. Eles conseguem ver imagens do cérebro no momento exato em que alguém recebe um estímulo doloroso, e os resultados mostram que a percepção da dor é muito complicada. O cérebro dá sentido aos estímulos do corpo criando uma imagem ou representação, que os cientistas chamam de *neuromatriz*, e compara os sinais (que vêm de fora) com o que é presumível. Ele usa a neuromatriz como guia para identificar a localização, o tipo e o grau de ameaça que os sinais oferecem, enquanto ignora sensações familiares, como o contato com as roupas e a pele. Mas a dor não é uma experiência normal, de modo que ela arrebata a atenção do cérebro, prevalecendo sobre outras demandas. Isso afeta as sensações, a discriminação e as emoções. Os escâneres mostram inclusive mudanças no cérebro de alguém que tem dor crônica associadas à sensibilidade aumentada.

Esse conhecimento mais complexo da dor questiona a validade de muitas hipóteses. Por exemplo, é de supor que, se uma pessoa tem dor nas costas, varreduras detalhadas de ressonância magnética permitirão que os médicos encontrem a causa do problema. Na verdade, em uma pesquisa em que diversas pessoas *sem* dor nas costas foram escaneadas, 64% delas apresentavam anormalidades nos discos intervertebrais[15], ao passo que, em outro estudo de pessoas *com* dor nas costas, 85% delas não apresentaram lesões óbvias.[16] As pesquisas também revelam enorme variação individual na percepção da dor. Dois indivíduos que recebem os mesmos estímulos dolorosos enquanto são monitorados no escâner podem mostrar atividade cerebral com diferenças imensas.[17]

Uma visão bem estabelecida sobre a dor é a "teoria do portão para o controle da dor", desenvolvida na década de 1960 por Patrick Wall, neurocientista de renome internacional que se especializou no estudo da dor, e seu colaborador, Ronald Melzack.[18] Eles sugerem que há "portões" nas junções dos nervos, na medula espinhal e nos centros de dor do cérebro. Assim, para que você sinta dor, esses portões precisam ser abertos, e é isso que acontece quando uma pessoa saudável se machuca. As mensagens de dor são um sinal para proteger aquela parte do corpo, o que ajuda a cura. Esses portões também podem se fechar, o que significa que a dor é reduzida ou cessa. Mais uma vez, é isso o que acontece no caso de uma pessoa saudável quando a cura está completa.

A abertura e o fechamento desses portões são um processo complexo, que é afetado por estados emocionais, pela atividade mental e pelo local de foco de nossa atenção. O fato de o cérebro esperar a dor ou estar pronto para detectar qualquer dano ou lesão também causa impacto. Então os trajetos da dor (os portões) se abrem de modo que o cérebro não deixe escapar nada – e a experiência da dor é amplificada. As pessoas com dor crônica geralmente relatam lidar bem com a dor menos intensa, mas diante de um aumento repentino e inesperado de dor elas parecem sentir-se muito pior, por causa do medo de que ele seja causado por nova lesão. A ansiedade faz que os portões se abram ou permaneçam mais tempo abertos.

Muitos pesquisadores estão buscando maneiras de fechar os portões em pessoas que vivem com dores crônicas, de modo que seu sistema nervoso possa retornar ao funcionamento normal. O treinamento da atenção plena pode ser um dos instrumentos para isso, pois acalma todo o sistema nervoso, mental, físico e emocional, permitindo que ele retorne a um estado de equilíbrio.

Trabalhando com a dor

A VISÃO DE DOR que está emergindo dessas pesquisas inclui a mente, o corpo e o ambiente. Conforme escreve Patrick Wall,

> a dor pura nunca é detectada como uma sensação isolada. Vem sempre acompanhada de emoção e significado, de modo que cada dor é única para o indivíduo. A palavra "dor" é usada para agrupar uma série de acontecimentos sensório-emocionais combinados. Tal série contém muitos tipos diferentes de dor, cada um dos quais é uma experiência pessoal e única para a pessoa que sofre.[19]

Essa consciência crescente da complexidade da dor mostra aos médicos que seu tratamento envolve a totalidade da experiência de uma pessoa. O modelo *biopsicossocial* da dor, amplamente utilizado no manejo da dor crônica, sugere que os aspectos biológico, psicológico e social da vida de um indivíduo influenciam o modo como as pessoas lidam com a dor. Isso levou os médicos a desenvolver programas multifacetados de manejo da dor: cursos intensivos, geralmente conduzidos em hospitais, que oferecem ferramentas para ajudar a lidar com as diversas maneiras como a dor afetou a vida de uma pessoa. As informações que levam à ação são disponibilizadas por uma série de profissionais, como fisioterapeutas, anestesistas, terapeutas ocupacionais e psicólogos.

O Manejo da Dor Baseado na Atenção Plena é um desses programas. Ele combina a visão científica da dor com um conhecimento da experiência que surge com a prática da meditação e da atenção plena. Essas práticas têm raízes antigas na tradição budista, mas aumentam o conhecimento científico de maneira objetiva, oferecendo métodos para reagir de modo construtivo à dor. O próximo capítulo explora o que é a atenção plena e como ela funciona, usando uma história contada pelo próprio Buda.

3. As duas flechas

A HISTÓRIA DAS DUAS FLECHAS foi contada pela primeira vez por Buda, que viveu no norte da Índia há 2500 anos e passou o início da vida adulta investigando a própria mente por meio da contemplação e da meditação. Ao completar 35 anos, ele atingiu um estado conhecido pelos budistas como "iluminação" ou "despertar", que ele descreveu como uma libertação mental e emocional completa que lhe deu uma profunda compreensão da experiência humana. Buda passou o resto da vida transmitindo suas descobertas; os métodos que ele ensinou para educar o coração e a mente das pessoas formam a base da tradição budista.

Embora seja descrito, em geral, como uma religião, o budismo também pode ser considerado simplesmente um modo de abordar a vida. É pragmático e experimental, sem ter relação, por exemplo, com a crença num deus criador. A reflexão e a meditação budistas demandam um exame cuidadoso dos processos exatos da experiência de momento a momento, e a filosofia e a prática budistas estão atraindo um interesse cada vez maior dos profissionais das áreas de psicologia e medicina do Ocidente.[20]

O ensinamento de Buda diz respeito a uma reconciliação com o sofrimento. O ponto de partida é que o sofrimento é inerente à experiência humana e existe no cerne de nossa condição. Ninguém quer sofrer, porém cada um de nós vive algum grau de dor, num ou noutro momento. Buda sugere que, em vez de ser motivado tão somente pelo desejo de eliminar ou evitar o sofrimento, o sábio aprende a *mudar o seu relacionamento com ele.* Sem dúvida, certas dores podem ser aliviadas, e essa é uma medida sensata – por exemplo, comer quando se está com fome ou tomar remédio para aliviar uma dor de cabeça. Mas, se a dor for crônica, intratável ou decorrente de uma doença terminal (como a dor existencial, que também é parte da condição humana), não poderá ser removida com facilidade, e o sábio compreende que uma solução mais profunda se faz necessária.

No texto que relata a história das duas flechas, Buda oferece uma orientação prática para mudar nossa relação com a dor. Quando lhe pediram para descrever a diferença entre a reação de uma pessoa sábia e a de uma pessoa comum à dor, Buda usou a analogia de alguém que é atingido por uma flecha:

> Quando o leigo experimenta uma sensação corporal dolorosa, ele se preocupa, entra em agonia ou se perturba. Então, sente dois tipos de dor, uma física e uma mental. É como se ele fosse atingido por uma flecha e imediatamente a seguir por uma segunda flecha, e ele sente a dor de duas flechas.[21]

Essa imagem descreve a minha vivência de dor. Experimento uma sensação desagradável no corpo – no meu caso, é dor nas costas. Essa é a primeira flecha. Mas imediatamente pareço ser assaltada por medo, aflição, raiva, ansiedade e outros sentimentos angustiantes. Essa é a segunda flecha, que significa, além da dor física, mais sofrimento. De fato, muitas vezes tenho a impressão de ser atingida por uma saraivada de segundas flechas! Mágoa e tristeza costumam ser reações adequadas à dor, mas tais reações emocionais saudáveis tornam-se mais complexas e problemáticas quando somos dominados por elas. Elas deixam de ser simples reações à dor e passam a ser, por si mesmas, a causa de mais dores, conforme explica Buda: "Tendo sido tocados por essa sensação dolorosa, eles resistem e se ressentem dela. Nutrem aversão por ela, e essa tendência subjacente de resistência e ressentimento em relação à dor passa a obcecar a mente".

Parece que a mente humana tem seguido esses mesmos caminhos trilhados durante milênios. A segunda flecha chega porque você reage tentando arrancar a primeira: a dor física. De forma paradoxal, o esforço de resistir à dor significa que sua energia está ligada a ela, até que a "tendência subjacente de resistência" se torna um hábito ao qual você retorna repetidas vezes, sem saber por quê. Em minha experiência, e com base no que aprendi com participantes do curso de Breathworks, essa *resistência* à dor é a causa principal de sofrimento e angústia. É isso que faz você ser atingido pela segunda flecha, e o mesmo vale para qualquer dificuldade intratável, seja física ou mental.

Buda narra de modo mais detalhado o comportamento que essa resistência causa em nós:

> Tocado por essa sensação dolorosa, o leigo se alegra com a distração compulsiva, geralmente por intermédio da busca de prazer. Por que isso acontece? Porque a distração compulsiva é a única maneira que ele conhece de escapar da sensação dolorosa. Essa tendência subjacente de ansiar pela distração começa a obcecar a mente.

Quando ouvi isso pela primeira vez, não concordei, pois a minha reação principal à dor é afastar as coisas, e não buscar o prazer como substituto. Em vez de ir atrás de chocolate, minha tendência é arranjar uma briga. Mas, após uma reflexão mais profunda, percebi que eu arranjava brigas porque, por mais perverso que pareça, eu preferia discutir sobre algo a sentir dor. Ao voltar-me para a distração, seja de que forma for, ergo uma barreira que me separa da experiência desagradável. Isso parece sensato na hora, mas acaba criando cada vez mais camadas de resistência: como se eu acreditasse conseguir escapar de minha sombra se correr para longe de mim mesma o mais rápido possível.

Se você levar em conta a sua experiência, é provável que descubra as suas versões prediletas de distração compulsiva, às quais retorna sempre que tenta escapar de sensações dolorosas. Estou falando tanto dos "prazeres" óbvios, como cigarros, chocolate, drogas, álcool e fazer compras, quanto dos mais sutis, como as discussões ou a dedicação obsessiva a atividades como a limpeza ou a arrumação.

É importante compreender que Buda não está sugerindo que todo prazer é nocivo. Quando vivemos com atenção plena e consciente, a vida se torna, na verdade, mais leve, mais livre, mais divertida e muito mais satisfatória. De fato, a "distração" atenta ou consciente – ou seja, o ato de afastar conscientemente a mente das coisas – pode ser uma estratégia útil quando se vive com dor. Quando Buda menciona a busca do prazer, ele se refere às formas cegas e compulsivas por meio das quais procuramos a distração e aos hábitos arraigados de inconsciência e evitação. Assim como a resistência rapidamente se torna um hábito, a distração compulsiva logo se transforma em obsessão.

Eu me distraio da minha dor nas costas de várias maneiras. Além de discutir com os outros, fico navegando loucamente pela internet, andando pela casa como um animal enjaulado, preparando infinitas xícaras de chá e examinando o conteúdo da geladeira sem saber ao certo como cheguei até lá. Todos esses estados são acompanhados de tensão e dificuldade; pode exigir um tremendo esforço parar e retornar a uma sensação mais íntegra e consciente de mim mesma. Como explica Buda, esses hábitos compulsivos de evitação são estressantes: "Sendo completamente dominado pela dor [devido à resistência e à distração compulsiva], o leigo se liga ao sofrimento e à tensão".

A batalha contra a dor, que é vivida por meio de resistência, aversão e obsessão, aumenta o sofrimento e a tensão. Fico "ligada" à dor e a minhas reações a ela, até mesmo agrilhoada a ela. Um grilhão é uma corrente presa no tornozelo; quando reajo à dor de forma compulsiva – seja por meio da evitação ou da obsessão –, eu realmente me sinto como se estivesse acorrentada. Antes que me dê conta, toda minha experiência parece uma rede densa de forças e tendências conflitantes. Resumindo:

- ▸ Em primeiro lugar, surge a experiência da dor – as experiências desagradáveis básicas. A isso Buda chamou "a primeira flecha", e eu denominei *sofrimento primário.*
- ▸ Então você reage à dor com aversão, resistência e ressentimento.
- ▸ A seguir, você procura fugir da dor com distrações compulsivas e estratégias de evitação.
- ▸ Ironicamente, em suas tentativas de fugir da dor você fica preso num estado perturbado até que, finalmente, liga-se ou fica agrilhoado ao sofrimento e à tensão; isso domina a sua vida e obceca a sua mente. A isso Buda chamou "a segunda flecha", e eu descrevo como *sofrimento secundário.*

Bloquear e afundar

AO EXAMINAR MINHA EXPERIÊNCIA de forma mais minuciosa, e conversar com outras pessoas que têm dor crônica, vejo padrões recorrentes na maneira como minha resistência é vivida no comportamento cotidiano. Esses padrões podem ser agrupados em duas tendências: a de *bloquear* e a de *afundar*. Creio que você descobrirá que a sua versão particular de estratégias de evitação coincide com um ou outro.

Bloquear: resistência e evitação óbvias

Quando fugimos de alguma coisa de que não gostamos, às vezes surge um sentimento de inquietação, irritação e compulsão, como se "não fosse possível parar"; ficamos presos em desejos compulsivos conforme tentamos bloquear a dor: álcool, cigarros, drogas, compras, chocolate, trabalho, conversas, sono excessivo, e assim por diante. Cada vez que a dor irrompe em nossa experiência, saímos em busca da "droga" escolhida e, antes de percebermos, ficamos girando como *hamsters* na roda de evitação, ansiedade e pânico.

Afundar: obsessão e a sensação de estar sobrecarregado

Outra possibilidade é o estado de preocupação e sobrecarga causado pela dor. Perdemos a dimensão das coisas e sentimos como se estivéssemos afogados em dor, como se ela fosse o único elemento de nossa experiência. Também podem surgir a exaustão, a depressão e a dificuldade de agir. Talvez não seja óbvio que a sensação de estar dominado pela dor é uma forma de resistência a ela; no entanto, essa sensação cresce de um desejo implícito de que nossa experiência fosse diferente do que realmente é.

Um padrão comum é a fuga da dor, a busca frenética de estratégias de evitação com o intuito de bloqueá-la. É possível mantê-lo por um tempo, mas existe um custo: é muito cansativo e, por fim, a nossa capacidade de continuar fugindo se esgota. As defesas são rompidas, sentimo-nos exaustos e a dor volta a irromper em nossa consciência, geralmente de forma violenta. Então a tendência é oscilar para o outro extremo, e acabamos desmoronando, sentindo-nos sobrecarregados. Conforme a dor domina a nossa experiência, tendemos a perder a perspectiva e a esquecer que existem outras coisas na vida além dela. Depois de um período, recuperamos a energia e voltamos a ficar ativos. A sensação de maior equilíbrio dura um tempo, mas os padrões de evitação e distração compulsiva acabam voltando, acompanhados do barulho familiar da roda do *hamster*. E assim as coisas prosseguem, num ciclo deprimente.

Essas tendências se expressam de modo diverso em pessoas diferentes. A maioria dos que vivem com problemas crônicos de saúde oscila entre bloquear e afundar. Você pode atravessar um longo ciclo de extremos durante um período, ou passar pelos dois polos dentro de ciclos menores, que acontecem diversas vezes por dia.

SOFRIMENTO PRIMÁRIO
(primeira flecha)

Dor crônica/doença
(no sentido de sensações desagradáveis básicas)

RESISTÊNCIA

SOFRIMENTO SECUNDÁRIO
(segunda flecha)

BLOQUEAR	AFUNDAR
▸ Endurecer contra sensações desagradáveis	▸ Ser dominado por sensações desagradáveis
▸ Inquietação	▸ Exaustão
▸ Incapacidade de "parar"	▸ Sedentarismo, que leva à perda de funções, enfraquecimento muscular etc.
▸ Sentir-se impelido à ação	▸ Desistir
▸ Vícios de todo tipo (comida, cigarros, álcool, drogas, falar ou trabalhar demais)	▸ Falta de interesse – indefinição
▸ Estar sensível e exasperado	▸ Embotamento e passividade
▸ Ansiedade	▸ Depressão
▸ Raiva e irritação	▸ Autocomiseração e mentalidade de vítima
▸ Negação	▸ Tendência de pensar sempre no pior e perda de perspectiva
▸ Ficar "na cabeça" e não no corpo	▸ Ser dominado pela experiência física
▸ Excessivamente controlador	▸ Perda de iniciativa: afastamento e isolamento

FIGURA 1 | As duas flechas do sofrimento primário e secundário

A reação sábia

Segundo Buda, existe uma reação alternativa às sensações corporais dolorosas, que é aquela do sábio:

> Quando o sábio experimenta uma sensação corporal dolorosa, ele não se preocupa, nem entra em agonia ou se perturba. Ele sente a dor física, mas *não* a dor mental. É como se ele fosse atingido por uma flecha, mas uma segunda flecha não segue a primeira; portanto, ele sente a dor de uma única flecha.

Até mesmo o sábio, que vive em paz consigo mesmo e em harmonia com a condição humana, sente a primeira flecha. O sofrimento é inexorável à vida: pode decorrer inteiramente da dor física, como ser a dor da separação de uma pessoa querida, situações desagradáveis ou dificuldades que chegam com a idade. Um amigo me contou recentemente que, ao mesmo tempo que nutria um enorme amor pelos filhos, sentia a dor de saber que a vida lançaria dificuldades no caminho deles. A sua perfeição de recém--nascidos seria tratada com violência, e não havia nada que ele pudesse fazer para evitar isso além de prover cuidados e abrigo. Estou certa de que todos os pais e mães conhecem esse amor doloroso: não há como proteger seus filhos da primeira flecha.

A inevitabilidade do sofrimento é óbvia quando se pensa nela, mas é de surpreender até que ponto resistimos a esse fato. Por anos a fio, encarei minha dor nas costas como um sinal de fracasso e tentei, de maneira pouco realista, encontrar curas, em vez de assumir a responsabilidade por minhas reações à dor. Quando vi que ela era parte natural da vida, senti alívio. Percebi que minha falta de aceitação era muito mais dolorosa que a própria dor nas costas.

A diferença na reação de um sábio ao sofrimento, diz Buda, é que ele não tenta escapar das sensações dolorosas por meio da resistência e da aversão, ou buscando distrações de maneira compulsiva. Portanto, "o sábio não se liga ao sofrimento e à tensão. Essa é a diferença entre o sábio e o leigo".

Buda sugere que é possível aceitar o sofrimento primário e evitar o sofrimento secundário sendo como o sábio, que "discrimina e compreende" os seus sentimentos "como eles de fato se apresentam". Em outras palavras, ele presta atenção na sua experiência como ela realmente é, sem tentar bloqueá-la ou ser dominado por ela.

Como a atenção plena ajuda

Isso pode soar assustador ou até mesmo impraticável se você estiver vivendo com dor. É fácil ficar preso à aversão e distração e relacionar-se com a dor como uma "coisa" fixa e dura – um monstro à espreita nas sombras, que domina a sua vida porque você o teme. É aqui que entra a atenção plena. A consciência desenvolvida por meio da atenção plena é constante, calma e suave, além de suficientemente sutil e precisa para que você perceba os diferentes elementos de uma experiência. Prestar atenção numa sensação dolorosa, por exemplo, permite que você a investigue, explore a sua consistência e a veja pelo que ela é, e não como a imagina ser. Você poderá fazer descobertas surpreendentes. Por exemplo, as sensações que você identifica como "minha dor" mudam continuamente e até mesmo coexistem com sensações ou sentimentos agradáveis. Talvez você também perceba que, além das sensações dolorosas, você vivencia tensões físicas, pensamentos angustiantes e raivosos acerca da dor, ou fantasias escapistas e inquietude, bem como sentimentos de irritação, frustração ou perturbação.

Se conseguir perceber essa resistência antes que ela o domine, você poderá relaxar numa atenção consciente mais ampla. O segredo é permitir que as sensações surjam e desapareçam, momento a momento, com uma atitude de receptividade e abertura. Isso cria uma abertura na teia densa de hábitos, um momento de escolha que oferece uma minúscula chance de recomeçar a cada instante, interrompendo a cascata habitual de reações. Esse é o campo de batalha da consciência, porque os impulsos habituais podem ser convincentes e requerem coragem para resistir a eles, mas é também o ponto de liberdade, no qual é possível descobrir uma solução para viver com alegria, confiança e criatividade.

Rompendo o ciclo

A atenção plena é também a chave para romper o ciclo de bloquear e afundar. Isso significa que você pode perceber sempre que estiver pendendo para um extremo ou outro e escolher um comportamento diferente. Se você estiver bloqueando, poderá acalmar a resistência e incluir a dor em seu campo de atenção; se, porém, estiver afundando, poderá ampliar a sua perspectiva para abranger outros elementos de sua experiência além da dor.

ALAN

Após um acidente de carro, Alan tinha intensa dor na perna. No primeiro curso da Breathworks do qual participou, ele se encontrava dominado pela dor e sentia- se destruído. Porém, ao investigá-la diretamente, ele vivenciou uma onda de sensações subindo por sua perna, sensações que mudavam de modo contínuo e não eram tão ruins como ele temia. Ele também percebeu elementos agradáveis junto com a dor, como a suavidade de sua respiração e o calor de suas mãos. Seu rosto se iluminou quando contou à classe que, pela primeira vez em anos, sentiu alguma liberdade no modo de se relacionar com a dor.

Percebi que mantenho por meses a fio a parte do ciclo referente ao bloqueio. Desse modo, eu fico cada vez mais insensível à dor no meu corpo, e cada vez mais irritadiça e postiça em minhas interações, como se uma força poderosa me compelisse a evitar o relaxamento. Nesses momentos, acredito sinceramente que a dor não é tão ruim e que consigo lidar com ela, mesmo que meus amigos me digam que minha presença não é muito agradável! Finalmente, chego à exaustão, o bom-senso prevalece e sou forçada a descansar meu corpo fatigado. Nesse ponto, às vezes sinto uma súbita crise de dor, consequência de ter sido insensível ao meu corpo. Perceber que eu o maltratei durante o dia é algo que me faz pensar.

Quando finalmente recupero a energia e consigo emergir desse estado de prostração, costumo sentir muita suavidade e abertura, como se minhas percepções tivessem sido purificadas, e posso contrabalançar uma vida rica e plena com o cuidado e o respeito pelo meu corpo. Esse é o ponto de maior potencial e perigo – quando sinto uma motivação urgente de mudar, mas meus hábitos estão prontos para o ataque. É o momento de estar atento! Se eu for capaz de ficar nessa sensação ampla, profunda, suave e proativa de mim mesma, consigo evitar a segunda flecha. Mas, se não tomo cuidado, rapidamente caio no bloqueio e na evitação.

Conforme minha prática de atenção plena se aprofundava no decorrer dos anos, os extremos diminuíram. Embora eu ainda oscile entre bloquear e afundar, percebo o ponto de virada com muito mais habilidade. Isso se deve inteiramente à prática da atenção plena. Não estou alegando que tenho completo domínio de minhas reações à dor crônica, mas aprendi que cada momento contém uma oportunidade de escolha – se eu estiver atenta, perceber meus hábitos nocivos e permanecer firme contra eles. Gradualmente, vou descobrindo que, enquanto vivo com a dor, consigo vivenciar criatividade e liberdade nas lutas da vida cotidiana.

Aceitação

Direcionar a atenção para a dor pode parecer assustador; porém, as pessoas que frequentam nossos cursos costumam dizer que isso provoca um tremendo alívio. Para aqueles entre nós que sofrem de doenças crônicas, *mudar o nosso relacionamento* com elas é o melhor remédio. Ficar preso numa batalha com a sua dor é exaustivo e reforça a noção de que há algo errado em sua vida, enquanto soltar a resistência e aprender a permanecer com o que realmente está acontecendo pode ser uma volta ao lar para o coração. Essa atitude de aceitação é bem expressa na prece cristã de serenidade que ecoa a lição das duas flechas:

> Senhor, conceda-me a serenidade de aceitar as coisas que não posso mudar [a primeira flecha];
> a coragem de mudar as coisas que posso [a segunda flecha];
> e a sabedoria de distingui-las [a atenção plena é a ferramenta que pode nos ajudar a fazer isso].

PARTE II

▼

Atenção plena
e *healing*

4. Explorando a atenção plena

Todo o caminho da atenção plena é este: não importa o que você esteja fazendo, mantenha-se consciente dele.

DIPA MA, PROFESSOR DE MEDITAÇÃO BUDISTA[22]

A MELHOR MANEIRA de conhecer a atenção plena é experimentá-la diretamente. A seguir, há um curto exercício que dará a você um gostinho do método.

EXERCÍCIO DE ATENÇÃO PLENA

Adote uma posição confortável e perceba como está seu corpo. Que sensações físicas estão presentes neste momento? Talvez você sinta pressão entre as nádegas e a cadeira na qual está sentado. Como é essa sensação? Durante alguns momentos, fique aberto apenas às sensações no corpo.

Agora reserve um momento para ouvir quaisquer sons que estejam presentes. Observe sua qualidade, seu registro e volume e como você reage a eles. Você talvez perceba uma tendência automática de tentar identificar a fonte, mas procure suspendê-la por alguns segundos e apenas perceber os sons como sons. Se estiver em um ambiente muito silencioso, perceba o silêncio.

Agora perceba a respiração. Quais são as sensações? Que partes do corpo se movem enquanto você respira e quantos movimentos diferentes você percebe? É agradável ou desagradável estar em contato com sua respiração?

Agora permita que a sua consciência encontre suas emoções. Qual é a característica de sua experiência emocional? Você está feliz, triste, irritado ou calmo? Ou está difícil saber com certeza o que está sentindo?

Perceba quaisquer pensamentos que atravessam a sua mente. Pergunte a si mesmo: o que estou pensando? Deixe sua atenção nos pensamentos por alguns instantes.

> ■ Agora passe alguns minutos descansando em silêncio com as sensações da respiração no corpo e deixe pensamentos, sons e sensações surgirem e desaparecerem. Não é necessário buscar alguma experiência especial. Simplesmente perceba o que de fato está acontecendo, de momento a momento.

Se você conseguiu fazer esse exercício curto, teve uma experiência de atenção plena. Ele pode parecer banal, mas as implicações de trazer atenção para a experiência dessa maneira são imensas. Isso significa que você pode sair do "piloto automático" (ser impelido por hábitos, conforme passa de uma experiência para outra) e experimentar a vida como uma corrente de possibilidades e escolhas criativas. Só podemos escolher nossa reação às coisas se estivermos conscientes do que está acontecendo, de modo que o treinamento de atenção plena consiste em tomar consciência repetidas vezes. Essa consciência possibilita àqueles que convivem com a dor e a doença lidar com o sofrimento primário com aceitação e despojamento, e interromper os hábitos que causam o sofrimento secundário.

A diferença entre estar no piloto automático e ter atenção plena é como a comparação entre estar dormindo e estar acordado – a atenção plena às vezes é descrita como *vigilância*. Imagine como seria a vida se a cada momento você se sentisse vivo e desperto: sábio, lúcido, receptivo e capaz de se envolver com o mundo à sua volta e apreciá-lo. Esse é um estado maravilhoso de almejar, mas, ao fazer o exercício de atenção plena, talvez você tenha percebido como é difícil manter a atenção numa coisa de cada vez. A maioria das pessoas descobre que a mente gosta de divagar; ela parece ter vontade própria. Assim, a prática de atenção plena implica chamar inúmeras vezes a mente de volta, de sua divagação.

Cada momento de devaneio da mente pode parecer um fracasso da atenção. É bem mais produtivo considerar bem-sucedido cada momento em que você se der conta do que está acontecendo, por mais fugaz que seja. O treinamento da atenção plena significa experimentar cada vez mais esses "momentos mágicos", até que, finalmente, a consciência flua na totalidade da sua vida.

As raízes da atenção plena

AS ORIGENS DA ATENÇÃO PLENA estão nos antigos ensinamentos e práticas do budismo.[23] Nos últimos trinta anos, os ocidentais guiados por Jon Kabat-Zinn adaptaram a atenção plena para contextos seculares, a fim de ajudar as pessoas a lidar com as tensões da vida moderna. No método Breathworks, continuamos com essa exploração e desenvolvemos nossas aplicações de atenção plena.

Uma maneira de descrever a atenção plena é: *viver no momento, perceber o que está acontecendo e escolher a forma de responder às experiências, em vez de ser impelido pelas reações habituais.* Kabat-Zinn a descreve como "um modo específico de prestar atenção: intencionalmente, no momento presente e sem julgar"[24]. Ele e seus colegas descreveram três aspectos fundamentais da atenção plena. Ela:

- *É intencional.* Abarca uma noção de propósito, que nos permite fazer escolhas e agir com consciência, ajudando a vida a desabrochar de maneira criativa.
- *É experiencial*, focando na consciência do momento presente baseada numa percepção acurada e direta.
- *Não emite julgamentos.* Ela nos permite ver as coisas como realmente são no momento presente, sem automaticamente fazermos juízos de valor duros. Sem dúvida, precisamos de discernimento em nossa experiência para poder seguir vivendo, mas é importante diferenciar isso do "hábito de julgar que acaba funcionando como um tirano irracional que nunca pode ser satisfeito"[25].

A atenção plena também demanda uma rica consciência emocional e poderia igualmente ser descrita como "coração pleno"[26], ou consciência compassiva e gentil. A mente e o coração são duas portas de entrada para a experiência da atenção consciente, ambas gradualmente transformadas conforme a sua prática de atenção plena se aprofunda. Gosto de descrever a atenção plena como *criar intimidade com a experiência.* Se você está cuidando de uma pessoa querida ou de uma criança, não basta prestar atenção nelas de modo frio e clínico. Com atenção plena, nossa relação com nossos impulsos e reações inclui amor, cuidado, ternura e interesse. Isso significa habitar profundamente a riqueza do momento de maneira corporificada e autêntica, o que é especialmente importante se você estiver com dor. Só se pode olhar para a vida com honestidade e integridade, estando aberto aos seus aspectos dolorosos e agradáveis, se o coração estiver suave e aberto; requer coragem encarar o demônio da dor em vez de fugir dele em desabalada carreira.

Além de ter raízes na meditação budista, a atenção plena tem uma longa linhagem no Ocidente. Os filósofos estoicos da Grécia antiga elogiavam a qualidade de "atenção" ou "concentração no momento presente". Segundo o historiador Pierre Hadot, a prática deles se caracterizava por "contínua vigilância e presença mental, autoconsciência que nunca dorme". Como os budistas, os gregos acreditavam que, "ao encorajar a concentração no minúsculo momento presente, que é sempre suportável e controlável, a atenção aumenta a nossa vigilância", e essa atenção permite a você ver "o valor infinito de cada instante e o faz aceitar cada momento da existência do ponto de vista da lei universal do cosmos"[27].

Explorando a atenção plena

PODEMOS OBTER uma ideia mais completa da atenção plena considerando-a sob cinco aspectos:

▸ Quando é possível estar consciente?
▸ Por que é desejável estar consciente?
▸ De que maneira estou consciente?
▸ Em relação a que estou consciente?
▸ Qual é a natureza do objeto de minha consciência?

Quando é possível estar consciente?

A resposta simples é que posso estar consciente, ou plenamente atento, em cada momento. Todos nós passamos a maior parte do tempo vivendo no passado e imaginando o futuro, mas só podemos afetar diretamente o que está acontecendo exatamente agora. Se você estiver desperto para cada momento que se desdobra, em vez de perder-se em arrependimentos e fantasias, estará plenamente vivo para todas as coisas relacionadas a si mesmo, aos outros e ao mundo à sua volta. A única oportunidade para a ação sábia é "agora" – e "agora" e "agora".

A atenção plena é às vezes definida como "pura atenção"[28]. Isso indica que estar atento significa simplesmente ter a sua experiência, sem suprimir elementos que considera dolorosos ou reagir automaticamente a eles.[29] Ela implica uma receptividade ampla e equânime que lhe permite ver as coisas como de fato são, criando condições para a criatividade e a iniciativa. Você também perceberá as suas reações automáticas antes que elas sejam expressas, e nessa pequena janela de consciência é possível manter o domínio sobre as reações negativas. Então você poderá optar por conduzir a si mesmo na direção desejada, em vez de ficar aprisionado desamparadamente em hábitos compulsivos. Se você perceber um impulso de se irritar com os outros quando estiver sentindo dor, poderá escolher respirar fundo e permanecer em silêncio. Poderá usar essa pausa para ver as coisas do ponto de vista deles.

É fácil imaginar o presente como algo isolado do passado e do futuro. Na verdade, um dos termos indianos para atenção plena (*sati*) vem de uma raiz que significa "lembrar", sugerindo que a consciência do presente está intimamente relacionada com a lembrança do passado. Só é possível compreender as experiências atuais se se aprendeu com o passado. Por exemplo, talvez você tenha aprendido que fazer exercícios alivia a musculatura enrijecida, ou talvez perceba que a dor específica que está sentindo é familiar, de modo que não é preciso entrar em pânico. Você também pode ter aprendido, depois de uma experiência triste, que falar rispidamente provoca dor em você mesmo e nos outros. O passado é uma bússola que nos ajuda a compreender o presente e a escolher a maneira sábia de responder a ele.[30]

A atenção plena também nos possibilita "lembrar" do momento presente. Você precisa se "lembrar" continuamente de estar presente, em vez de devanear no passado ou no futuro. Se você estiver plenamente presente neste momento, será mais fácil lembrar-se dele no futuro; isso pode querer dizer simplesmente lembrar onde pôs as chaves do carro, ou talvez implique uma noção mais profunda de continuidade moral e ética – o que significa que você não precisa ficar reaprendendo as mesmas lições.

Por que é desejável estar consciente?

Além de se desenvolver com base no passado, suas ações presentes levam a consequências no futuro; portanto, não basta apenas estar atento – você também precisa dar significado à sua experiência –, e a atenção plena faz surgir uma consciência inteligente e receptiva às suas condições em contínua mudança.[31] Dois aspectos importantes são a motivação e a intenção: o que é importante para você na vida e aonde você quer ir?[32] Se você tiver atenção plena nesse sentido, saberá o que está fazendo *e* por quê.[33]

Se seus sonhos e aspirações forem realistas, *podem* ser realizados mediante escolhas alinhadas com seus valores a cada momento. Cada ação tem consequências, e o fato de elas serem ou não benéficas cabe a você. Se você decidir permanecer na cama em vez de levantar e começar a mexer o corpo, isso terá consequências. Em curto prazo, as coisas podem parecer mais fáceis, mas, em última instância, passar a vida dormindo será frustrante. Tentar tornar-se mais consciente também tem consequências; escolher a vigilância, mesmo que isso abranja elementos dolorosos, implica ser muito mais vivo e envolvido – cabe a você decidir. Esse princípio é simples, mas seus efeitos são espantosos.

Fazer escolhas significa ser o dono de suas ações. Às vezes, parece haver centenas de "eus" dentro de cada um de nós: em dado momento você quer uma coisa; noutro, algo totalmente diferente. A atenção plena traz essas tendências contraditórias à luz da consciência, permitindo que o coração e a mente se integrem, se unam, em vez de ficar distraídos e dispersos. Então você poderá fazer escolhas partindo de todas as suas características.

De que maneira estou consciente?

A qualidade de sua consciência também é importante se você quiser uma prática de atenção plena sustentável e equilibrada. Se sua atenção estiver relaxada demais, você se distrairá e perderá clareza, ao passo que as tentativas baseadas na rigidez simplesmente levam a dores de cabeça e tensões. O enfoque equilibrado revela-se no estado vigilante, desperto e emocionalmente envolvido, não obstante relaxado e receptivo. O professor budista Sangharakshita descreve esse processo como "uma consciência iridescente [...] emocionalmente comprometida"[34].

O esforço é importante, mas quando aplicado de modo atento se torna delicado, aberto e receptivo. Quando você perde algo de valor e se aflige esforçando-se para lembrar onde o deixou, descobre que, quanto mais esforço faz, menos se lembra. Mas, se você deixar o problema de lado e relaxar a mente, de repente se lembrará de onde está o objeto! Uma boa imagem para esse esforço equilibrado é uma mãe observando o filho num *playground* cercado. Ela está vigilante porque se preocupa com a segurança da criança, mas também está tranquila por seu filho estar numa área protegida. Na tradição budista, exercitar a atenção plena é comparado ao modo como um elefante olha para algo. Ele se vira com o corpo inteiro, não apenas com a cabeça, e dedica ao que vê atenção integral e completa.[35]

REFLEXÃO SOBRE A ATENÇÃO PLENA

Lembre-se de uma época em que você estava absorto e feliz em uma atividade – talvez pintando, tocando música, admirando um belo pôr do sol ou dedicando-se a uma tarefa agradável. Quando você está totalmente atento, não se sente mais desajeitado, autoconsciente e isolado – você e a atividade são uma coisa só. Você sente que está num momento presente atemporal: seu corpo, seus sentidos e a atividade tornam-se parte de um todo harmonioso.

Como ressalta Jon Kabat-Zinn, a atenção plena, além disso, não é julgadora ou reativa. Muitos de nós julgamos a nós mesmos de forma dura e automática: "Eu não sirvo para nada. Sou inútil. Eu não deveria estar me sentindo triste. Eu deveria ser capaz de lidar melhor com a dor". Ou talvez você se culpe quando está feliz e obtém sucesso ou algo que julga não merecer. Mas esses são todos julgamentos de valor "empilhados" sobre a experiência. Com atenção plena, é possível perceber essas reações e descobrir um jeito mais criativo de agir. Como diz Jon Kabat-Zinn, "a atenção plena abrange uma qualidade afetiva, compassiva, uma sensação de presença e interesse franco e cordial"[36].

A atenção plena é sempre vista na tradição budista como salutar.[37] É um tipo de atenção especial, não violenta e edificante, que ajuda a pessoa a ir *em direção* à vida, em vez de se contrair, afastando-se dela, e está alinhada com valores como abertura, gentileza e libertação.

Em relação a que estou consciente?

Atenção plena significa estar consciente de todas as coisas em sua experiência: você mesmo, outras pessoas e o mundo à sua volta – mas um manual tradicional sugere quatro aspectos da experiência aos quais se pode prestar atenção.[38]

▸ O corpo

Em primeiro lugar, você toma consciência do corpo em todos os seus aspectos, conforme se senta, fica em pé, caminha ou deita. Como verá na Parte III deste livro, isso não significa olhar para o corpo de fora, de maneira desinteressada, mas de forma integrada, corporificada e viva; significa verdadeiramente *habitar* o corpo.

▸ Sensações

Em segundo lugar, você toma consciência das sensações e das suas reações a elas. Os seres humanos percebem as sensações continuamente: o olho vê, o ouvido ouve, o nariz sente cheiros, a língua sente sabores e o corpo toca... Você percebe se considera essas sensações agradáveis, desagradáveis ou nem uma coisa nem outra. Você também percebe os pensamentos, as memórias e fantasias e considera-os agradáveis ou desagradáveis. Geralmente reagimos às sensações agradáveis querendo obter mais delas, e às desagradáveis desejando que desapareçam. Mas perceber a experiência com atenção plena significa ver o que ela realmente é, em vez de se prender num pensamento distorcido baseado no apego ou na aversão. Só então podemos encontrar o momento em que a escolha é possível, antes que nossas reações habituais nos dominem. Para aqueles entre nós que vivem com dor física ou doença, é vital reconhecer que a dor é "somente" dor; então podemos interromper as camadas de resistência e aversão que criam o sofrimento secundário para não sermos vítimas de nossos impulsos.

▸ Emoções e pensamentos

Quase todos nós nos identificamos tão fortemente com as emoções e os pensamentos que sentimos que *somos* o que sentimos ou pensamos. Mas atenção plena significa encarar os pensamentos com mais objetividade. Por exemplo, se minha dor piora, eu posso imaginar inúmeras consequências terríveis se estendendo no futuro. Mas esses pensamentos são provavelmente apenas expressões de minha ansiedade. Se eu perceber que eles são apenas pensamentos, em vez de "*acreditar*" neles, poderei ver o que realmente está acontecendo e reagir de modo construtivo. Emoções e pensamentos não são fatos fixos ou sólidos, mas estão sempre mudando. Isso nos ajuda a assumir mais responsabilidade pelo nosso estado mental. Quando você se sente zangado ou perturbado, é fácil culpar os outros, mas a raiva pertence a você, que pode escolher prolongá-la ou acalmá-la. Falaremos mais sobre isso na seção sobre como lidar com pensamentos, no Capítulo 16.

▸ Contexto e perspectiva

Finalmente, há a sua perspectiva acerca da sua experiência.[39] Com o tempo, a prática da atenção plena pode abrir a porta para uma mudança profunda de sua concepção de vida, e uma perspectiva sábia sobre sua experiência poderá emergir. Isso sugere a próxima dimensão da atenção plena:

Qual é a natureza do objeto de minha consciência?

Costumamos sentir as coisas como se elas fossem fixas e imutáveis. Dizemos: "Esse é meu jeito de ser", e vemos os outros da mesma forma: "Eu não gosto dela porque é irritada"; "Ele é tão mal-humorado", e assim por diante. Mas a atenção plena nos ajuda a perceber que todas as coisas mudam continuamente. Nós mudamos a todo instante, conforme diversos pensamentos, sentimentos e sensações se apresentam em nossa experiência; as outras pessoas mudam também. O mundo à nossa volta também é mais fluido do que pensamos: a noite torna-se dia, o verão transforma-se em inverno, as montanhas sofrem erosão. Nada escapa a essa lei, e compreendê-la permite-nos relaxar no fluxo da mudança. Um texto budista diz:

> Assim se deve pensar em tudo que existe neste mundo fugaz:
> Uma estrela de madrugada, uma borbulha num córrego;
> Um clarão de relâmpago numa nuvem de verão,
> Uma lamparina bruxuleante, um fantasma e um sonho.[40]

Essa mudança de perspectiva pode ser particularmente significativa para aqueles de nós que vivem com dor se usarmos a prática da atenção plena para investigar a real natureza da dor nesse momento. Podem-se gradualmente desemaranhar os diferentes aspectos de uma experiência: as sensações físicas básicas, a resistência que surge na mente e no corpo, as emoções – como tristeza e raiva – e os pensamentos relacionados com a dor. É possível descobrir que sua experiência abrange elementos agradáveis.

Essa investigação mostra que a dor é um *processo* em constante movimento e está vinculada a nossas reações a ela. A dor é certamente desagradável, essa é sua natureza. Contudo, se você explorar as sensações no seu corpo e abrir mão de suas ideias sobre elas, suas lembranças do passado e seus medos acerca do futuro, elas podem se tornar até fascinantes. É difícil encarar a dor dessa maneira, mas o sofrimento será menor, uma vez que você estará se livrando do sofrimento secundário que surge quando percebe sua dor como fixa e imutável e, em seguida, reage a essa percepção.

Acontece o mesmo com os estados mentais. Depressão, fadiga, raiva, felicidade e alegria são rótulos para processos que mudam constantemente. Por exemplo, a observação de como a raiva surge e desaparece pode facilitar a sua liberação, o que dá lugar a escolhas criativas.[41]

Humanidade comum e empatia

A PRÁTICA DE ATENÇÃO PLENA também inclui a consciência das outras pessoas. Os aspectos da atenção plena que mencionei até aqui – estar presente em seu corpo, a cada momento, e conhecer suas sensações, emoções e pensamentos – promovem a autoconsciência. A partir dessa base, é possível ampliar nossa consciência e, por meio da imaginação, nos identificar com a experiência de outras pessoas. Todos temos um corpo que experimenta sensações, todos temos emoções e pensamentos, todos tentamos evitar a dor e nos apegar ao prazer de maneiras que costumam ser muito semelhantes.

O escritor budista Jeffrey Hopkins descreve sua viagem com o Dalai Lama na primeira visita que este fez ao Ocidente.[42] Em todos os locais visitados, o Dalai Lama repetia uma mensagem principal: "Todas as pessoas querem ser felizes, ninguém quer sofrer". Hopkins havia ouvido longos ensinamentos filosóficos do Dalai Lama e não entendia o propósito dessa mensagem tão simples. Então ele percebeu como seria diferente a sua experiência se ele realmente internalizasse a verdade de que, por trás de nossas diferentes personalidades e ações, reside o mesmo desejo essencial de evitar o sofrimento e de ser feliz. Se ele se relacionasse com os outros com base nessa humanidade em comum, a sua experiência seria transformada, passando do isolamento à empatia.

Virando a dor do avesso e de cabeça para baixo

ESSA É UMA VIRADA VITAL para aqueles que vivem com dor e doença. A própria dor que tende a nos isolar pode se tornar uma fonte de conexão, caso você consiga ver que, de uma maneira ou de outra, em um momento ou outro, todo mundo sente dor. Essa mudança radical de perspectiva vira a dor do avesso e de cabeça para baixo. Se você aceitar a dor e explorá-la mais profundamente, em vez de arruinar a sua vida ela poderá abri-lo para a vida – ela é apenas a nossa versão particular da difícil condição humana. Abrir-se para sua dor significa que você saberá, pela identificação mental, como é o sofrimento alheio. O cultivo de uma atitude de gentileza e cuidado em relação a si mesmo cria uma base a partir da qual se pode estender para os outros essa atitude gentil. Esse é o princípio que fundamenta a prática da consciência amorosa, que está no âmago do meu enfoque da atenção plena e será descrita na íntegra no Capítulo 15.

Quando falo sobre isso nos cursos da Breathworks, vejo luzinhas se acender na mente das pessoas. Os participantes costumam, de início, supor que as outras pessoas do curso estão bem, porque a dor é uma condição invisível para muitos. Porém, conforme elas escutam as histórias alheias, percebem que a dificuldade é universal; isso as ajuda a se relacionar com os outros na condição de seres humanos completos, em vez de expressões de todas as coisas que faltam. Às vezes, proponho um exercício em que as pessoas se sentam em silêncio em grupos de três e cada uma tem um minuto para definir os aspectos desagradáveis de sua experiência imediata: "Pés frios – desagradável. Aperto no estômago – desagradável. Dor no ombro esquerdo – desagradável". Depois repetimos o exercício com cada pessoa definindo sensações agradáveis: "Mãos quentes – agradável. Formigamento no lóbulo da orelha esquerda – agradável. Suavidade no rosto – agradável". A seguir, sentamo-nos em silêncio com a sensação de tudo que temos em comum. Eu gosto de ouvir o murmúrio na sala conforme as pessoas definem sua experiência. É uma maneira surpreendente de ver que a vida de todo mundo tem elementos agradáveis e desagradáveis e que nossas experiências são, essencialmente, semelhantes.

JOHN

A coisa mais importante no curso da Breathworks foi reconhecer que minha dor não me isolava; de fato, era ela que me tornava humano. Percebi que todas as pessoas sentem algum tipo de dor e que ela não é exclusividade minha. Em vez de me sentir isolado, posso usá-la para me envolver com os outros.

Certa vez, quando minha dor nas costas estava especialmente horrível, deitei-me na cama e entrei na dor; com cada respiração eu suavizava minha resistência a ela. Senti que entrava tão fundo em meu corpo e em minha vida que saí da parte mais básica do "eu". Senti uma íntima ligação com todas as outras pessoas que estavam sofrendo naquele momento: crianças nas aldeias africanas, mulheres dando à luz, pessoas que estavam morrendo... Eu não descobri a ligação olhando para fora de mim mesma, mas mergulhando tão fundo em minha experiência da dor que emergi em algo muito mais sereno. Veio o pensamento: "Eu não sou especial. Essa não é uma experiência especial. Isso é algo que muitas pessoas estão sentindo agora, e eu posso sentir por elas por causa do que estou experimentando". Em vez de pensar: "Por que eu, por que sinto tanta dor?", a pergunta se transformou em: "Por que não eu? Por que eu não deveria sentir dor, se ela faz parte da condição humana?" Acho que eu não teria atingido esse nível de empatia sem a dor que estava sentindo. Como diz o poeta Rilke:

> As pombas que permaneceram em casa, nunca expostas à perda,
> inocentes e seguras, não podem conhecer a ternura;
> Apenas o coração reconquistado pode ser um dia satisfeito: livre,
> por meio de tudo que desistiu, para exultar em seu domínio.[43]

SARA

Gostei de ter feito o exercício da atenção ao agradável/desagradável. Em certo momento, ouvi diferentes vozes definindo suas dores e percebi a coragem na sala. Antes da aula eu me sentia desanimada; depois, deitei no chão à noitinha ouvindo música e brincando com meu gato. A dor que eu sentia era a mesma, mas, tendo me conectado com outras pessoas, me senti extremamente contente.

Atenção plena e gentileza

A ATENÇÃO PLENA, em sua totalidade, está imbuída de gentileza. Segundo a tradição budista, a sabedoria e a compaixão são como as duas asas de um pássaro, e a atenção plena pode nos ajudar a cultivar ambas.

A sabedoria vem com uma percepção mais exata da vida. É sábio deixar fluir as ideias, histórias e reações que pesam sobre a experiência; também é sábio ver mais profundamente a natureza fluida e mutável, tanto da experiência agradável como da desagradável, como se elas surgissem e desaparecessem como as ondas do mar.

A gentileza e a compaixão surgem quando estendemos essa percepção aos outros. É comovente ver como enfrentamos as mesmas dificuldades e somos impelidos pelas mesmas tendências. Estas são vividas de maneira única, mas representamos os mesmos dramas e lutamos com as mesmas condições difíceis.

Interconexão e gentileza

A VERDADE É que não estamos separados nem isolados uns dos outros. Sempre que falamos ou agimos, afetamos os outros, e isso influencia a maneira como eles se comportam. Se eu me zango com alguém no trabalho, a pessoa pode descontar sua frustração nos filhos ao voltar para casa; estes, por sua vez, podem reagir se envolvendo em confusões. Por outro lado, a gentileza levará a consequências diferentes. Nunca se sabe a distância que as ondulações alcançam.

A TEIA DE JOIAS

Imagine uma vasta teia que se estende em todas as direções do espaço. Em cada elo da teia jaz suspensa uma joia brilhante. Uma vez que a própria teia é infinita em todas as dimensões, o número de joias é infinito. Se você olhar com atenção para qualquer uma delas, verá que sua superfície polida reflete todas as outras joias. A vida é assim, e cada um de nós é como uma joia nessa imagem – continuamente afetamos os outros e somos por eles afetados.

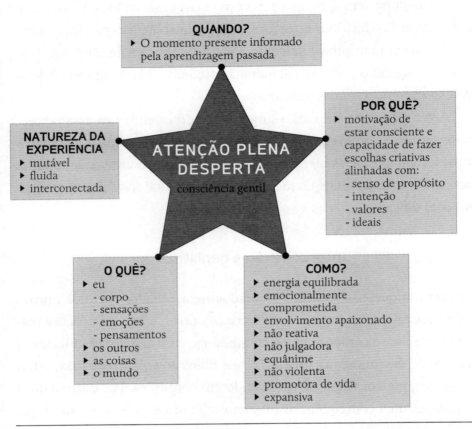

FIGURA 2 | Estrela da atenção plena

5. O modelo de cinco passos da atenção plena

Imerso neste novo amor [...]
Torna-te o céu.
Pega um machado e vai até a parede da prisão.
Foge.
Sai caminhando como se fosses nascido nas cores.
Agora.
Estás coberto por uma espessa nuvem.
Desliza para o lado. [...]
Tua antiga vida era um correr desvairado
do silêncio.

A silente lua cheia despontou agora.

QUIETUDE, **RUMI**[44]

UMA VEZ COMPREENDIDAS algumas dimensões da atenção plena, é hora de aprender a desenvolvê-la, já que a atenção plena é um modo de vida cultivado pela prática. Poucas pessoas vivem com uma atenção plena contínua; portanto, para a maioria de nós o treinamento de atenção plena significa tornar-se consciente quando já estivermos distraídos. É provável que você se disperse centenas de vezes por dia, mas escolher a consciência, mesmo que uma só vez, é uma vitória, por mais fugaz que seja esse momento. É um passo da reeducação de si mesmo após anos de comportamento prejudicial. Com o tempo, o próprio estado consciente se torna um hábito.

A prática de atenção plena se assemelha a qualquer treinamento. Se você quiser se tornar um atleta, por exemplo, deverá desenvolver certos músculos, a fim de correr com facilidade. Para cultivar a atenção plena, você deverá treinar a sua consciência, de modo que ela se torne uma fonte cada vez mais confiável de força e estabilidade. Este capítulo descreve cinco passos ou estágios progressivos no desenvolvimento da atenção plena, os quais oferecem um enfoque realista e sustentável de prática àqueles que convivem com a dor e a doença. Incluí um exercício curto de atenção plena nos quatro primeiros estágios.

Passo 1 – O ponto de partida: a consciência

O PRIMEIRO ESTÁGIO da atenção plena é simplesmente adquirir familiaridade com o que acontece em cada momento. Por exemplo, você pode estar consciente de sua respiração, de seu corpo, enquanto senta, anda, está em pé ou deitado, e de suas sensações, agradáveis ou dolorosas. Pode perceber seus pensamentos e emoções como aspectos distintos de sua experiência, em vez de se identificar demais com eles. É possível tornar-se mais consciente das outras pessoas e do mundo à sua volta. Talvez você perceba de repente pequenas coisas, como a sensação do sol em sua pele, o gosto de uma laranja ou o verdor da grama num dia de verão. Tornar-se mais consciente pode ser equivalente a passar de um mundo de duas dimensões, em branco e preto, a um de três dimensões, saturado de cor.

EXERCÍCIO: CONSCIÊNCIA DO MOMENTO PRESENTE

Perceba o que você está sentindo neste instante. Você consegue sentir o livro em suas mãos enquanto o segura? Ele é quente ou frio, áspero ou macio, pesado ou leve? É confortável segurá-lo? Seus ombros estão relaxados ou arqueados? E a sua ∎

> ■ barriga: está comprimida ou macia? O que acontece quando você leva a atenção a essas áreas? Elas relaxam um pouco? Sinta-se livre para mudar sua postura da maneira que quiser, conforme se torna mais consciente.
>
> Agora perceba as sensações do contato entre seu corpo e seu apoio. Seu corpo está pesado ou leve, relaxado ou tenso? Apenas perceba como seu corpo se sente, sem julgar a experiência.
>
> Como sente a respiração no seu corpo neste momento? Que partes dele se movem com a respiração?
>
> Que sons e cheiros você percebe?
>
> Quantas cores você consegue discernir? Será que você consegue apenas apreciá-las, notando todas as diferentes nuanças e texturas?
>
> Depois de terminar este exercício, tente levar esse nível de consciência para o restante do dia, ficando envolvido e curioso com sua experiência.

Passo 2 – Ir ao encontro do desagradável

O SEGUNDO PASSO – ir em direção aos aspectos desagradáveis da experiência – é profundamente contraintuitivo e provavelmente aparece como uma surpresa. Ele pode até mesmo soar masoquista. Na verdade, encarar a dor é essencial, porque aqueles entre nós com dor crônica geralmente resistem a ela tentando bloqueá-la ou deixando-se dominar por ela. Em nenhum dos casos vê-se a dor pelo que ela é.

Ao voltar a atenção para as sensações dolorosas pela primeira vez, talvez você adquira mais consciência de sua resistência do que da própria dor, mas é possível lidar com isso "direcionando-se" para a resistência de maneira consciente e suave e usando a respiração para mergulhar no corpo. Você pode inspirar uma sensação de atenção e expirar uma sensação de leveza.

Com o tempo, aprende-se a adotar uma atitude gentil e não julgadora com relação à totalidade da experiência e a permitir que sensações dolorosas simplesmente estejam presentes. Você pode desenvolver uma atitude de cuidado perante à sua dor – como o impulso natural da mãe de apanhar a criança que se machucou em seus braços e segurá-la com carinho. Embora ela não possa remover a dor, sua reação amorosa aliviará a aflição da criança.

REBECA

Rebeca é deficiente física desde que nasceu e já sofreu mais de quarenta operações. Ela medita há muitos anos e recentemente me contou como o movimento em direção à dor a ajudou.

Voltar-me na direção da dor significou enfrentar o medo de que ela escapasse ao controle e me dominasse. Eu nunca havia olhado para a dor de verdade, o que fez que eu a transformasse num monstro. Que forma ele tinha? Onde exatamente estava localizado? Ele tinha cor? Fiquei interessada na verdadeira natureza da dor. Descobri que, por pior que ela fosse, não me matava! Percebi que alguns tipos de dor são mais suportáveis do que outros; por exemplo, uma dor nova é mais tolerável do que uma antiga e inoportuna. Também notei que solidifico a ideia de dor, como se fosse uma montanha quente e escarpada. Mas, quando me volto para ela, vejo que ela muda a cada momento, e ter percebido essas diferenças me ajudou a entrar na experiência da dor, em vez de ficar presa nas reações.

Uma coisa de cada vez

É comum pensar que ir em direção à dor aumenta a sensação de estar afundando, como Rebeca temia. Mas a sensação de estar sobrecarregado geralmente surge quando nos identificamos em demasia com as ideias acerca da experiência. Você pensa: "Ah, meu Deus, isso é horrível – não consigo aguentar, eu odeio minha vida..." Você conta a si mesmo uma história sobre a sua experiência, que inevitavelmente suscita sentimentos de depressão e desamparo: "Tenho essa dor há dez anos e ela nunca irá embora. Está piorando, sinto tanto cansaço... Não vou conseguir sair com meus amigos e eles me rejeitarão. Não admira que eu não tenha mais amigos..." Antes que você se dê conta, estará enredado em pensamentos acerca da dor que se prolonga no passado e continua indefinidamente no futuro.

Quando levamos consciência e curiosidade para a *experiência* real da dor, geralmente descobrimos que ela não é tão ruim como temíamos. Concentrar-se na percepção direta das sensações, e não nas ideias sobre elas, nos traz ao momento presente, no qual a experiência sempre flui e muda. Você perceberá que sente a dor momento a momento – conforme compreendi no hospital, na experiência descrita no Capítulo 1. O medo de não conseguir suportar até o amanhecer se dissolveu quando percebi que apenas precisava viver cada momento, que o presente é sempre suportável e a única maneira certa e sustentável de estar plenamente vivo é permanecer aberto para todos os instantes da vida, e não simplesmente para aqueles de minha preferência.

EXERCÍCIO: INDO AO ENCONTRO DO DESAGRADÁVEL

Sentado ou deitado, expanda suavemente a atenção para quaisquer sensações desagradáveis ou dolorosas. Deixe-as entrar em seu campo de consciência com uma atitude de ternura e curiosidade delicada. Lembre-se de permanecer respirando! Nós costumamos nos tensionar contra a dor e prender a respiração, mas procure descontrair na direção da dor, com respirações suaves.

Talvez você perceba com clareza uma sensação de resistência, mais do que a própria dor. Se isso acontecer, tente investigar essa resistência um pouco mais diretamente: volte sua atenção para ela, do mesmo modo como fazemos brilhar uma luz suave sobre algo oculto na sombra. Você pode "inclinar-se" em sua direção com consciência, como se estivesse se apoiando num objeto denso, contudo flexível. Permita que ela se suavize um pouco mais a cada inspiração e expiração. Talvez você consiga sentir a resistência flexibilizando-se, conforme deixa o corpo se assentar na terra a cada expiração.

À medida que você se abre para a dor, perceba como são as sensações reais e note que elas estão sempre mudando. Elas podem ser duras e contraídas num momento e um pouco mais suaves no próximo? Ou são pronunciadas num momento e depois parecem um formigamento?

Você consegue dizer exatamente onde está localizada a dor em seu corpo? Seja preciso a esse respeito. Você talvez perceba que a dor é mais localizada do que você pensava. ∎

> Talvez seja a primeira vez que você investiga sua dor diretamente, portanto seja paciente com quaisquer pensamentos ou sentimentos perturbadores de medo e ansiedade que possam surgir. Perceba que estes também se transformam constantemente. Procure relaxar diante de qualquer experiência desagradável. Lembre-se de deixar o peso de seu corpo se assentar e de suavizar a respiração cada vez que se sentir tenso.

Passo 3 – Buscar o agradável

ESTE TERCEIRO ESTÁGIO na verdade se desenvolve naturalmente a partir do segundo, mas pode parecer ainda mais surpreendente: tornar-se sensível para os elementos *agradáveis* da sua experiência. Quando nos endurecemos contra a dor, também excluímos o lado agradável da experiência e perdemos a sensibilidade que nos permite sentir vivos e vibrantes, experimentar prazer e amor. Talvez você nem sinta tanto a dor, mas esteja entorpecido às outras pessoas, à beleza da natureza ou ao simples prazer do calor no corpo quando se senta ao sol. As ocasiões em que minha dor mais se manifestou como experiência dinâmica e mutável foram aquelas em que mais estive em contato com a pungência e sutileza da condição humana, sendo capaz de apreciar o mundo à minha volta.

À medida que desenvolvemos uma relação mais direta com a dor, fazemos a incrível descoberta de que sempre existe algo agradável, até mesmo belo, na experiência quando nos abrimos para isso. Todas as pessoas com quem trabalhei, até aquelas que sofrem de dores graves, encontraram algo agradável em que se concentrar. E, para aqueles entre nós que vivem com dor crônica ou doença, isso pode ser uma revelação.

Procurar o elemento agradável é como ser um explorador em busca de tesouros ocultos. Pode ser tão simples como perceber o calor de suas mãos, uma sensação agradável na barriga ou uma mudança de luz solar em sua cortina. Se você estiver no hospital, pode ser o aroma das flores no quarto ou o prazer de estar com alguém que você ama: talvez você sinta o modo como os olhos dessa pessoa se enrugam quando ela sorri, ou a maciez de seu toque quando ela segura sua mão.

Conforme fui me tornando mais atenta, fiquei muito mais sintonizada com as sutilezas de minhas sensações. Percebo a sensação de meus cabelos contra a minha testa; quando medito de olhos fechados, noto o contato entre minhas pálpebras. Por intermédio dessa sensibilidade, o momento presente se torna mais rico, multifacetado e vivo.

GERALDINE

Um problema grave no pescoço me provocava vertigens tão intensas que todo dia eu admitia a derrota e ia para a cama. Desisti da minha carreira e parecia estar passando metade da vida na cama. Eu estava furiosa e deprimida; sentia que meu estado me governava e ditava a minha vida, bem como a do meu marido e dos meus filhos. Minha atitude mudou gradualmente conforme desenvolvi a atenção plena. Um dia, eu estava deitada me sentindo péssima, mas em vez dos pensamentos negativos habituais de como aquilo tudo era terrível percebi como o travesseiro sob minha cabeça era macio, como era suave a luz do quarto, e refleti sobre a sorte de ter uma família que me dava tanto apoio.

E se você não encontrar nada agradável

Quando sentimos muita dor, a ideia de que existe algo agradável em nossa experiência pode parecer ridícula. É necessário explorar essa área com mente aberta e disposição de vivenciar coisas novas, deixando de lado quaisquer ideias fixas sobre a nossa experiência. Podemos ter uma surpresa. Alguns anos atrás, após uma cirurgia peguei uma infecção hospitalar que provocava uma dor tremenda. Conforme eu procurava sensações agradáveis, notei que estava gostando do contato entre meu corpo e os lençóis limpos e frescos. Aquele momento foi particularmente belo porque o contraste com a dor tornou a sensação mais agradável do que o habitual.

Buscar o agradável não é simplesmente uma distração

Amigos bem-intencionados e profissionais podem encorajar você a "pensar positivamente" quando sente dor. Talvez esse seja um bom conselho, mas pode ser um simples verniz de falsa positividade sobre o seu sofri-

EXERCÍCIO: BUSCANDO O AGRADÁVEL

Comece tomando consciência do seu corpo inteiro à medida que você senta ou deita. Perceba a respiração subindo e descendo e permita que seu corpo descanse sobre a terra, especialmente a cada expiração.

Se a dor estiver presente, libere qualquer tendência de se tensionar e suavemente mude o foco para perceber qualquer coisa que seja agradável nesse momento: como se focasse as lentes *close-up* de uma câmera em um lindo objeto.

Primeiro, perceba as sensações físicas aprazíveis, por mais sutis que sejam – nas mãos, formigamento agradável em qualquer lugar do corpo ou talvez uma sensação de alívio em torno da área do coração, agora que você está se permitindo ficar com sua experiência como um todo. Talvez haja uma curiosa e agradável sensação no lóbulo da orelha esquerda! Passe algum tempo percorrendo seu corpo mentalmente e faça uma pausa quando encontrar algo prazeroso.

Agora, amplie sua atenção e perceba qualquer som agradável. Passe alguns momentos simplesmente apreciando-os como sons. Perceba qualquer tendência de ser apanhado em conjeturas acerca de sua fonte ou desejar que eles durem; deixe-os apenas surgir e desaparecer.

Olhe à sua volta e perceba qualquer coisa que seja linda ou agradável. Pode ser a luz na sala ou um quadro na parede. Só aprecie, como se estivesse vendo esse objeto pela primeira vez.

mento – ou seja, outra forma de evitação. Procurar os aspectos agradáveis da experiência como o terceiro passo da atenção plena é diferente. No segundo estágio, você reconheceu a sua dor com gentileza, em vez de tentar esquecê-la ou bloqueá-la. Essa atitude de sensibilidade, abertura e honestidade em relação à totalidade de sua experiência, inclusive a dor, agora permite que você docemente se volte para os aspectos agradáveis do momento que estiveram sempre ali, mas fora de seu campo de consciência. Você pode se sentir estável e inteiro em vez de se apegar ao prazer e evitar a dor. Por mais espantoso que pareça, o prazer está sempre presente, mas você se fecha para ele quando está dominado pela dor. À medida que você se abrir para sensações prazerosas, sentirá alívio por estar finalmente lhes dedicando atenção.

DEBBIE

Debbie vive com uma grave dor musculoesquelética e fadiga; ela procurou um curso da Breathworks quando se sentia deprimida e exausta. Debbie riu alto quando ouviu a instrução de procurar aspectos agradáveis de sua experiência. Parecia absurdo que ela pudesse sentir algo além de dor e desespero incessantes. Mas, enquanto se preparava para meditar, ela notou a parede à sua frente e percebeu que admirava o cuidado dedicado à obra de alvenaria. Foi uma revelação descobrir que havia aspectos agradáveis de sua experiência que ela não notava por estar tão identificada com a dor.

Passo 4 – Ampliar a consciência e cultivar a equanimidade

No QUARTO PASSO você amplia sua consciência, incluindo tanto os aspectos agradáveis como os desagradáveis de sua experiência, como se trocasse uma lente focal por uma grande-angular. Neste estágio, em vez de concentrar-se nas sensações de dor ou prazer, você se torna consciente dos diversos aspectos de cada momento, conforme eles se manifestam e desaparecem, sem afastar, de forma automática, os desagradáveis ou se apegar aos agradáveis. Praticar a atenção plena não é fugir das dificuldades, mas conter a totalidade da experiência em uma perspectiva mais ampla, com equanimidade e profundidade.

A professora zen Charlotte Joko Beck chama esse estado de "tornar-se um recipiente maior"[45]. Geralmente, sentimo-nos pequenos demais para acomodar o que acontece, como se fôssemos um recipiente estreito e limitado. Isso gera tensão. Mas, se você se sentir um recipiente mais amplo, poderá lidar com o que quer que aconteça e manterá a perspectiva com uma sensação profunda de espaço interno. Em última instância, o recipiente pode ser ilimitado e conceder um senso de espaço, liberdade e estabilidade.

Se você puser uma colher de chá de sal num copo de água pequeno, a água terá um gosto forte, mas se você acrescentar a mesma quantidade de sal num lago a água quase não será afetada. Com atenção plena podemos ser como um lago profundo e claro: as experiências individuais não o dominarão e você permanecerá estável durante os altos e baixos da vida, mantendo, ao mesmo tempo, a honestidade acerca do que está acontecendo.

Pode ser um enorme alívio aceitar a totalidade de sua experiência, e isso leva ao relaxamento profundo. Quando você percebe as sensações do corpo exatamente aqui e agora, sejam quais forem, pode permanecer nele, deixando sua consciência na estabilidade da barriga em vez de se identificar com pensamentos ansiosos acerca de dor ou doença. Estabilizar-se realmente no corpo é como voltar para casa.

A sensação de vínculo com os outros

Outro aspecto deste quarto passo é tornar-se sensível às outras pessoas e consciente da existência delas. Você pode perceber o modo de se comunicar com seus amigos e familiares e como eles se comunicam com você. Ao se sentir mais forte emocionalmente e se tornar mais capaz de absorver as coisas, é provável que você fique menos melindroso e minimize as dificuldades, em vez de se sentir enfraquecido por elas. Você poderá relaxar e apreciar muito mais a companhia das pessoas.

EXERCÍCIO: ABRINDO-SE PARA A TOTALIDADE DA EXPERIÊNCIA

Leve a atenção para a totalidade de sua experiência enquanto está sentado ou deitado lendo este livro. Perceba o contato entre suas mãos e o livro e a sensação mais ampla de seu corpo na cadeira ou na cama. Foque a atenção na respiração por alguns momentos. Procure sentir internamente como a respiração embala o corpo e se assenta na terra a cada expiração. Você pode imaginar-se flutuando num oceano suave que se avoluma, sendo embalado pelo constante movimento rítmico.

Imagine que todos os diferentes aspectos de sua experiência neste momento estão ocorrendo num campo mais amplo e aberto de consciência. Deixe tudo surgir e desaparecer com uma sensação fluida de mudança e fluxo, nem repelindo experiências dolorosas nem se apegando a coisas que você considera agradáveis. É provável que você descubra que consegue relaxar por um segundo e depois é atraído por expe-

> ■ riências específicas. Não importa. Toda vez que você perceber um momento de resistência ou de apego, relaxe novamente numa sensação de amplitude e abertura. Deixe sua atenção centrada na barriga.
>
> Mantenha a consciência aberta e abrangente, abarcando tudo, seja uma experiência interna ou algo percebido pelos sentidos, como um som.

Consciência do mundo

Uma dimensão final do recipiente mais amplo é a consciência do mundo à nossa volta. Eu tive uma intensa experiência em relação a isso no final dos meus 20 anos, quando passei dezoito meses fazendo um filme baseado em imagens da natureza. A meditação estava me ensinando a "ser", e isso permitiu que eu tomasse consciência do mundo à minha volta, em vez de fugir da dor. Eu não conseguia mais escalar e andar grandes distâncias, mas a fotografia me permitia combinar meu amor pela natureza com meu prazer em fazer coisas. O filme foi estimulado pela minha experiência no hospital e minha curiosidade acerca do tempo e do espaço, e do mistério do presente momento atemporal.

Conforme eu percorria os lugares mais belos da Nova Zelândia, tentava olhar mais profundamente o mundo. Eu deitava de costas olhando para cima, para o céu, azul como só os céus da Nova Zelândia conseguem ser, e fotografava as nuvens e cores que não paravam de mudar. Fotografei de tão perto a areia preta numa praia vulcânica que ela parecia a imagem de uma galáxia: chamas saltando e dançando, despedaçando a ilusão de que uma imagem congelada pudesse deter o movimento inexorável do fogo; a água plácida rompendo-se em torrentes agitadas de uma corredeira. Aprendi a ver a beleza incrível nas profundezas das coisas e a natureza constantemente mutável da matéria, e como é impossível se prender a algo porque a natureza de todas as coisas é a mudança. Como agarrar um punhado de nuvens? Assim que eu captava a imagem de uma onda, ela desaparecia.

Eu buscava apreciar a beleza extraordinária da vida sem agarrar-me a ela com o punho fechado; a abertura às texturas do mundo à minha volta deixando, ao mesmo tempo, que a experiência deslizasse pelos meus dedos abertos. Esse fascínio permaneceu comigo desde então e trouxe lições importantes para minha vida.

Passo 5 – Escolha: aprendendo a reagir com consciência, em vez de reagir automaticamente[46]

COM ESSA PERSPECTIVA MAIS AMPLA, você pode passar para o quinto passo: escolher *reagir com consciência* em vez de *reagir automaticamente* ao que vivencia, especialmente quando isso implica dificuldades.[47] A noção de que você tem a liberdade de escolher como responder é a essência da prática de atenção plena.

Em certo sentido, cada um dos cinco passos envolve escolha: a opção de começar a perceber a sua experiência em vez de evitá-la, ir *em direção aos aspectos dolorosos* e *procurar os aspectos agradáveis,* ampliar a sua consciência. Esses estágios desembaraçam os diferentes aspectos da experiência, ajudando você a distinguir entre o sofrimento primário – as sensações realmente dolorosas ou desagradáveis – e o sofrimento secundário – que se origina na sua resistência a elas. Isso cria uma sensação de espaço, como se você fosse um recipiente maior. Em vez de sentir-se sendo esmagado pela dor, preso numa batalha sem escolha, descubra maneiras de lidar criativamente com quaisquer circunstâncias, com um coração suave e flexível. Os estágios prévios de atenção plena preparam o caminho para que você aja com iniciativa e confiança.

Quando a vida é encarada assim, com atenção plena, ela pode ser uma torrente de escolhas e possibilidades criativas, em vez da contínua distração e resistência.

Eis um trecho do meu diário que exemplifica como lido com isso:

Hoje acordei sentindo cansaço e náusea, mas também disposta a escrever, conforme o planejado. Eu queria ignorar a dor nas costas, a fadiga e o enjoo, e me senti enrijecendo contra a dor; a tensão crescia em meu corpo. Então, ao perceber-me fazendo isso, decidi parar, deitar e ouvir um CD de meditação. No final, senti que havia rompido um antigo hábito e que minha visão se ampliava. Compreendi que não era tão importante terminar o texto hoje. Agora são 5h30 e a escrita está fluindo. Estou usando o *timer* para me lembrar de fazer um intervalo após vinte minutos de trabalho e, quando escuto o bipe, novamente enfrento a opção: será que eu reajo ignorando-o ou respondo me deitando?

Atenção plena não é supressão

Ouvimos falar do valor de reagir com consciência, e não automaticamente, e concluímos que não "deveríamos" reagir. É possível que você avalie as emoções difíceis e julgue ter fracassado na prática de atenção plena, por ter sentido mau humor ou irritação. Mas a atenção plena é estar *sinceramente* consciente do que está acontecendo e não ostentar uma falsa equanimidade. Se você sente irritação, a prática é estar consciente disso, sem julgar, e só então descobrir a melhor maneira de reagir.

Viver com dor é difícil, portanto é compreensível que você sinta emoções como irritação ou raiva, mas se puder reconhecer esses sentimentos à medida que surgem descobrirá um espaço em torno deles. Essas emoções geralmente se alimentam de si mesmas numa espiral crescente de culpa, autopiedade e ira, mas é sempre possível encontrar momentos para estimular estados mentais mais produtivos. Não é fácil e pode ser humilhante enfrentar a negatividade. Porém, cada vez que você consegue fazer isso, sente um gosto de liberdade.

Ontem, meu colega Ratnaguna parecia retraído quando nos encontramos para o jantar no retiro de treinamento que estamos organizando. Ele logo me contou que se sentia irritadiço, mas expressou isso sem culpar ninguém. A sua experiência de meditação permitia-lhe ser preciso e claro em avaliar o que sentia, então foi fácil sentir empatia por ele. Por meio de experiências passadas, ele sabia que esse tipo de irritabilidade vem por causa da tristeza; ele só precisava passar um tempo sozinho para estar com sua experiência, sabendo que ela acabaria passando. Considerei inspiradora a honestidade de Ratnaguna acerca de suas emoções difíceis; ele não as suprimia nem se identificava demais com elas, tendo a coragem de ir em direção à tristeza subjacente a elas, dando-lhe espaço para que se acalmasse naturalmente.

Um dos principais efeitos emocionais de minha dor é a impaciência, a irritação, que sinto especialmente durante longas discussões ou em situações de grupo que requerem calma. Se houver uma decisão a ser tomada, quero tomá-la logo, e por trás disso há o pensamento de que quanto mais cedo eu terminar mais cedo vou poder deitar-me. Essa atitude é difícil para os outros e afeta meus relacionamentos e amizades. Eu gostaria que fosse diferente, mas descobri que a melhor coisa é simplesmente admitir que estou irritada, em vez de pensar que posso evitar que aconteça. Minha prática de atenção plena me ajuda a perceber o que está acontecendo, sem ser demasiadamente defensiva, e dar passos para me comportar de outro modo.

Questões especiais para a prática de atenção plena com a dor e a doença

A ATENÇÃO PLENA pode parecer simples, portanto quero abordar algumas áreas adicionais que são particularmente relevantes para aqueles entre nós que vivem com a dor e a doença.

Trabalhar com uma dor intensa

Às vezes, a experiência de dor física é tão intensa que você simplesmente não consegue trabalhar com ela por meio da atenção plena, por mais que tenha praticado meditação, relaxamento ou outras técnicas. É importante não achar que você fracassou, caso se sinta sobrecarregado por sua experiência física – é ainda possível retomar o plano inicial.

Após minha última operação, fiquei no hospital por seis semanas, e até os últimos dias eu me senti saudável emocionalmente, conseguindo manter a equanimidade e a paciência; porém, a dor ficou muito intensa e eu resvalei para o medo, o desânimo e a autopiedade. Uma amiga veio me visitar e eu me queixei de outra amiga, com quem eu me sentia desapontada. Quando ela foi embora, fiquei ainda pior: não apenas tinha de lidar com minha dor, mas também me sentia culpada pelas minhas reações e seus efeitos em minha amiga. Na manhã seguinte, liguei para ela e me desculpei – imediatamente me senti melhor. Comecei a lenta subida do poço fundo e aprendi uma lição importante: mesmo quando se está no estado mais infernal, sem conseguir deter as reações, ainda é possível corrigir a situação, encontrando um momento de escolha.

Receitas médicas e atenção plena

As pessoas às vezes se acham incapazes de praticar a atenção plena e tomam analgésicos, tranquilizantes, antidepressivos e assim por diante, pois eles afetam a mente. Em minha opinião, não há um conflito inerente. Algumas drogas de fato anuviam a mente, mas a dor intensa faz o mesmo. Se eu reduzir demais minha medicação, terminarei tensa e exausta, o que não me ajuda a desenvolver a consciência. Portanto, eu tomo diversas medicações para a dor, em uma dose calculada por um especialista de manejo da dor. O segredo é descobrir uma dose ideal, que deixe a mente tão desperta quanto possível sem se deixar dominar pela dor.

A prática da atenção plena de fato ajuda muitas pessoas a se sentir mais relaxadas e felizes – e a dormir melhor, permitindo que elas reduzam a medicação, como tranquilizantes ou comprimidos para dormir. Mas fique atento: os ajustes na dosagem de medicamentos devem ser feitos somente por médicos.

Distração e atenção plena

Será que desenvolver a atenção plena da experiência, inclusive a dor, significa que não há lugar para a distração? Eu creio que ela tem lugar se você levar em conta a sua motivação; além disso, depende de seu estado ser agudo ou crônico. No caso de dor aguda (que você sabe que vai passar), pode ser útil tirar a sua atenção dela e fazer algo mais agradável do que simplesmente observá-la; mas, com uma condição crônica, a distração contínua pode criar um hábito de evitação, que, de fato, traz maior sofrimento. Se uma mãe, por estar ocupada, ignora uma criança que chora, esta simplesmente vai chorar mais alto, tornando a atividade da mãe mais estressante por causa da gritaria de fundo. Mas, se a criança receber alguma atenção, talvez ela se acalme e, nesse caso, a mãe também relaxará. Um corpo dolorido é semelhante. Se você incluir a dor em sua consciência, poderá acomodá-la em uma perspectiva mais ampla, enquanto prossegue com as outras coisas e busca os seus interesses. Em longo prazo, esse enfoque possibilita uma vida mais realizada e gratificante.

Chamo a tentativa de escapar e negar a experiência dolorosa de "distração compulsiva", mas uma alternativa é o "desvio consciente", quando escolhemos de maneira consciente desviar nossa mente da dor, envolvendo-nos com outra coisa. Com certeza, há lugar para isso dentro do manejo da dor baseado na atenção plena. Geralmente, opto por ler um romance ou assistir a um filme. É um modo estimulante e prazeroso de relaxar e dar um tempo. A escolha consciente de fazer isso é muito diferente de apenas passar de uma distração para a seguinte.

6. *Healing*, totalidade e cura

Ah, não ser separado,
não, através da menor partição,
ser excluído da lei das estrelas.
O interior – o que é?
senão o céu intensificado,
arremessado com os pássaros e profundo
como os ventos de regresso a casa.

RAINER MARIA RILKE[48]

HOJE, A ÊNFASE NA DESCOBERTA DA CURA para tudo que afete a nossa saúde é maravilhosa – caso o problema de saúde em questão possa ser curado. No entanto, a medicina moderna tem bem menos recursos para lidar com estados incuráveis que provocam dor crônica e doença. Quando o ator Christopher Reeve – o mais famoso dos Super-Homens – ficou paralisado da cintura para baixo ao cair do cavalo, usou sua popularidade para promover pesquisas para a cura de lesão na medula espinhal (LME) e tornou-se uma figura importante nessa pesquisa. Até sua morte, em 2005, Reeves trabalhou incansavelmente em sua reabilitação, para que seus músculos permanecessem em bom estado quando a ciência descobrisse uma cura para a paralisia. Seus esforços levaram a avanços importantes na compreensão da LME, mas a publicidade que cercou a nova pesquisa também encorajou algumas pessoas (que haviam sofrido lesões recentes) a acreditar que a cura estava muito próxima; elas não viam motivo para adquirir destreza no uso de cadeiras de rodas e não se esforçavam na reabilitação. A espera passiva de cura restringiu mais sua vida do que se elas tivessem aprendido a tirar proveito da situação, adaptando-se a uma vida ativa na cadeira de rodas.

Sem dúvida é importante que os pesquisadores façam todo o possível para desenvolver o conhecimento científico e disponibilizar novos tratamentos. Mas nós, que enfrentamos problemas de saúde também precisamos de estratégias que nos ajudem a viver bem aqui e agora; diversos médicos e psicólogos que trabalham com o manejo da dor reconhecem a importância da aceitação quando aprendemos a viver com a dor. Nesse sentido, a atenção plena é capaz de desempenhar papel vital no processo. Embora talvez não cure seu problema de saúde, ela pode ser parte de um profundo processo de *healing*.

Ambos os termos "atenção plena" e "*healing*" dizem respeito a tornarmo-nos mais integrados e inteiros. Mesmo que você não possa ser "inteiro" fisicamente por causa de lesões, cirurgia ou doenças, ainda assim é possível promover um relacionamento saudável e íntegro entre seu corpo e sua mente, entre você e o mundo. Tais conexões podem até ser sagradas: as palavras inglesas *healing*, *health*, *holy* e *wholeness* vêm da mesma raiz etimológica.[49,50]A totalidade, nesse sentido, é o segredo verdadeiro da felicidade e da paz interna.

"Integração" é outra palavra ligada à totalidade e vem do latim *integratio*, que significa "renovação" ou "restauração da totalidade". Na minha experiência, momentos de totalidade atenta são como voltar para casa, no sentido de que algo, reconhecido intuitivamente como saudável e verdadeiro, é restaurado. Quando estou fragmentada e dispersa, também sei que estou, em certo sentido, exilada e separada do "céu intensificado" do mundo interno mencionado por Rilke. A prática da atenção plena é uma jornada para a totalidade.

A distinção entre *healing* e cura

É IMPORTANTE NÃO CONFUNDIR ESSE PROFUNDO resgate da totalidade com ideias simplórias a respeito de "cura". Não posso consertar minha coluna com o poder da mente ou recuperar os nervos paralisados, mas *posso* mudar minha relação com meu estado e encontrar paz em meu corpo. Jon Kabat--Zinn descreve seu trabalho no Centro de Atenção Plena na University of Massachusetts Medical School como *healing*, embora muitos participantes de seus cursos tenham problemas de saúde que a medicina hegemônica considera "intratáveis":

> O que queremos dizer, acima de tudo, é que eles passam por uma profunda mudança de ponto de vista. Essa transformação é causada pelo encontro com a própria totalidade, catalisada pela prática de meditação. Quando vislumbramos nossa completude na quietude de qualquer momento [...], ocorre uma nova e profunda reconciliação com os problemas e o sofrimento. Começamos a ver a nós mesmos e aos nossos problemas de maneira diferente, a saber, da perspectiva da totalidade. Essa mudança de perspectiva cria um contexto inteiramente diferente, dentro do qual podemos ver os problemas e lidar com eles, por mais graves que sejam. É uma mudança perceptual da fragmentação e do isolamento para a totalidade e a conexão. [...] Passamos da sensação de estar sem autodomínio e ajuda (desamparo e pessimismo) para uma noção do possível, um sentido de aceitação, paz e domínio internos.[51]

As pessoas que aprendem atenção plena enquanto vivem uma doença terminal são as que compreendem melhor a distinção entre *healing* e cura. Todos nós enfrentaremos a morte um dia, portanto ela faz parte da vida. Mas – como sugeriu Steven Levine em seu livro *Healing into life and death*[52] – ainda assim podemos nos curar mudando nossa relação com ela. Nesse sentido, *healing* não significa ausência de sintomas, doenças ou deficiência física, e só descobrimos o que isso realmente quer dizer embarcando em nossa trajetória pessoal de *healing*. Essa jornada, que muitas vezes inclui a reconciliação com a situação e a emancipação de qualquer busca irreal de cura, costuma ser longa e complexa. Demora até que você enxergue a necessidade de curar a sua *atitude* em relação às suas dificuldades.

Meu caminho para a totalidade

OLHANDO EM RETROSPECTO PARA 1976, quando lesionei pela primeira vez as costas, vejo que passei por uma jornada de *healing* com três fases distintas de cerca de dez anos (as quais são semelhantes aos estágios de luto descritos por Elisabeth Kubler-Ross[53]). Embora os detalhes de minha experiência sejam únicos, essas fases parecem similares às que o ser humano comumente atravessa quando enfrenta o problema impossível: "Como aceitar o inaceitável?"

Fase um: negação

Durante os dez anos que se seguiram ao início de meu problema de saúde, eu ignorava a dor e tentava levar uma vida normal. Na verdade, eu procurava ser ainda mais ativa do que as outras pessoas. Andava de bicicleta e nadava freneticamente para provar que ainda conseguia fazer isso; trabalhava sessenta horas por semana, às vezes continuava noite adentro para cumprir prazos. Se alguém me perguntasse sobre minha dor, eu corava e me afastava; secretamente, tomava analgésicos no banheiro durante o expediente.

A dor era minha inimiga e eu decidi, com esforço e determinação, viver em um tipo de universo paralelo, sem dor. Eu não admitia a dor e o sofrimento nem a mim mesma: estava furiosa com meu corpo por sua fragilidade e sua traição. Quando maltratá-lo não funcionou, exilei-o na inconsciência. Quando penso hoje naquela jovem mulher, sinto muita tristeza porque ela não conhecia nenhum outro modo de existir.

Fase dois: barganha

Dez anos após a lesão original e dois anos depois do acidente de carro, minha negação se esgotou e atingi a exaustão. Passei pela grande crise descrita no início do livro e já não conseguia ignorar meu corpo. Pela primeira vez, entrei no caminho da consciência. Abandonei minha carreira na produção de filmes, comecei a meditar e tentei assumir responsabilidade por mim mesma. Pratiquei ioga (vigorosamente, é claro!), consultei terapeutas alternativos e comecei o lento e doloroso processo de dedicar-me novamente ao meu corpo. Isso foi assustador e muito intenso, mas eu havia iniciado a viagem para casa.

Nessa fase, que durou outros dez anos, envolvi-me com práticas que me ajudavam, mas apenas como parte de uma barganha implícita: minha motivação era fazer que as dificuldades desaparecessem: "Se eu fizer ioga, vou curar minhas costas. A osteopatia vai me curar, a meditação fará minha dor cessar". Esses tratamentos de fato ajudaram, e eu sentia mais paz mental, mas minha experiência ainda era forçada, porque no fundo eu achava que meu restabelecimento só se daria quando eu me curasse. Ocasionalmente, a dor voltava com terrível brutalidade na minha experiência. Nesses momentos, eu sentia que havia fracassado e, portanto, o esforço teria de ser ainda maior; se a dor persistia, eu ficava mais confusa e desanimada. Assim, o ciclo continuava, deixando-me emocionalmente estéril e desesperada. Eu sabia que estava "fazendo tudo que era certo", mas ainda não atingia os resultados desejados.

Fase três: aceitação

Em 1997, outra crise sobreveio quando minha situação piorou, paralisando meu intestino, minha bexiga e, parcialmente, minhas pernas. Passei a usar cadeira de rodas e precisei de cirurgias sérias para reconstruir a parte inferior da minha coluna. Diante desse outro período difícil, tive de mergulhar em mim mesma para reconhecer que eu havia me prejudicado com a atitude de barganha e falta de aceitação. Eu estava pagando o preço pelo abuso negligente do meu corpo.

Nos cinco anos entre a recaída e a cirurgia, que tornou as coisas melhores em 2002, passei meses deitada de costas e anos impedida de sair de casa, na maior parte do tempo. Foi uma viagem sombria. Além da dor, precisei enfrentar meus hábitos mais profundos e destrutivos, especialmente a tendência de me exceder nas coisas e depois entrar em colapso de exaustão. Eu me reabilitei aos poucos e reconstruí minha força, mas dessa vez de forma mais gentil e realista, e ainda praticava a atenção plena nas atividades diárias com mais comprometimento.

Durante essa época, comecei a formular o programa Breathworks. Eu havia aprendido muito – tanto de meus erros como de minhas vitórias. Dirigir os cursos me tirou de mim mesma e ampliou meus horizontes. O espírito que vi surgindo inúmeras vezes nos outros, nas circunstâncias mais difíceis, teve um grande papel em minha reabilitação.

Sem perceber, entrei na terceira fase de *healing:* a aceitação. Às vezes, as pessoas confundem aceitação com resignação e passividade, mas a raiz latina de aceitação é *capere*, que significa "tomar". "Aceitação" significa "tomar conta" da experiência ativamente, de maneira realista e consciente. Continuo praticando os mesmos métodos – meditação, natação, osteopatia, massagem etc. –, mas agora com mais serenidade. Estou motivada a manter qualquer função e mobilidade que eu tenha, mas minha busca subjacente já não é me livrar da dor ou "superá-la". Trata-se simplesmente de experimentar meu corpo como ele é, e estar tão viva e desperta quanto possível em cada momento. Aceito que meu corpo está ferido de forma irrecuperável e que a dor será minha companhia constante. Não gosto dela, mas não brigo com ela como antes e não lhe permito mais dominar minha vida.

Recentemente, li a autobiografia notável de Matthew Sandford, que ficou paralisado do peito para baixo aos 13 anos, num terrível acidente de carro que matou seu pai e sua irmã. Durante vinte e oito anos ele passou por uma jornada semelhante à minha e atualmente é professor de ioga. Por longos anos, Matthew tentou superar suas dificuldades usando a força de vontade e viveu uma cisão entre a mente e o corpo:

> Imagine passar de um quarto bem iluminado para outro, escuro. Imagine a escuridão como uma expressão visual do silêncio (causado pela recusa em admitir esse corpo). Minha reabilitação [...] ensinou-me a lutar com tenacidade contra a escuridão. Meus movimentos deveriam ser mais rápidos, em vez de mais lentos; meus esforços, mais árduos, não mais suaves. Era necessário compensar aquilo que eu não conseguia ver [...] Meus braços e minha [cadeira de rodas], abastecidos por uma

vontade compensatória, deveriam me carregar pela vida. O objetivo do meu esforço era provar que a escuridão do quarto não tinha nenhuma importância. Eu a superaria e me tornaria tão eficiente como quando a luz ainda estava acesa.[54]

Reconheço esse quarto escuro de meus anos de negação e barganha e o esforço para combatê-lo. O ponto de virada de Matthew se deu quando ele perguntou o que aconteceria se pudesse "trabalhar com a escuridão"[55]. Em vez de dominá-la, isso significava ser paciente:

> Pare de se mexer, espere que os olhos se ajustem, permita a quietude e depois veja o que é possível. Embora a visão completa não retorne, geralmente há luz suficiente para encontrar o próprio caminho através do quarto. Depois de um tempo, talvez a lua surja, os sons adquiram forma e o mundo se revele de novo, só que mais escuro.[56]

Aos 20 e poucos anos, Matthew conheceu a ioga e começou a prestar atenção no nível mais sutil de sua experiência física. Por meio disso, descobriu que a relação da mente com o corpo é realmente misteriosa:

> Se eu ouvir internamente a totalidade de minha experiência (tanto minha mente como meu corpo), minha mente poderá sentir minha perna [...] é apenas uma questão de aprender a ouvir um nível diferente de presença, percebendo que o silêncio dentro da paralisia não está perdido [...] Quando ouço verdadeiramente, ouço o que existe antes do movimento [...], o que está presente antes que eu entre no mundo por meio do esforço e da ação, antes que eu envolva minha vontade [...] Adquiro alguma forma de consciência ativa [...], um formigamento, uma sensação de movimento, não para fora, mas para dentro, uma sensação de atividade. É uma forma de presença, e ela conecta minha mente com meu corpo de forma sutil.[57]

Essa consciência foi profundamente reparadora para Matthew, e ele reflete minha própria experiência quando diz: "Existem muitas possibilidades de *healing* dentro da relação mente-corpo. Há outras 'curas' além da cura de caminhar de novo"[58]. A jornada de *healing* nunca termina: você simplesmente tem a possibilidade de vivê-la tão plenamente quanto puder: momento a momento, dia a dia. Não se trata de algo fácil: apesar de meus vinte anos de meditação, muitas vezes descubro que minha atenção quer saltar para longe de meu corpo quando a dor é intensa. Mas, como Matthew, estou comprometida com a prática de retornar ao meu corpo tão plenamente quanto puder, apesar das lesões e da dor, e encontrar repouso, paz e bem-estar – esse é o meu propósito de vida. Como diz Matthew: "Ainda estou retornando ao meu corpo e farei isso pelo resto da vida"[59].

O healing *voltado à condição humana*

A prática da atenção plena – permanecer mais plenamente no momento – trouxe uma dádiva inesperada. Vivenciei uma profunda reviravolta na qual toda a minha vida, inclusive a dor, tornou-se um ponto de conexão com os outros. Lutar e fugir da dor me mantinha preocupada comigo mesma e isso erguia um muro de separação. Não havia sossego e, portanto, nenhum espaço interno que me permitisse olhar além do parapeito de mim mesma e vislumbrar uma perspectiva radicalmente diferente de vida. Quando isso aconteceu, foi como girar 180 graus – em vez de me *afastar* da vida em busca de uma existência "melhor", eu me voltei na direção dela. Eu me sentia como uma pessoa sozinha num deserto, mas agora a vista era repleta de cores, variedade e outras pessoas.

Eu chamo essa transformação de "*healing* voltado à condição humana", para mim a mais profunda de todas. Ela me ajudou a ocupar meu lugar na humanidade exatamente como sou: defeituosa, mas viva, como todas as pessoas. É um grande alívio desistir da ideia de ser perfeita e passar a enxergar cada momento como uma oportunidade de empatia e conexão, no qual minha dor, minha alegria e minha capacidade de amar e de ser amada são refletidas nos outros.

A totalidade é inclusiva. Excluir uma parte sua, por insignificante que seja, implica destruir a própria totalidade. Se você excluir a dor e as dificuldades de sua vida, resistindo a elas ou expulsando-as para o frio da inconsciência, não conseguirá ser inteiro: não haverá cura ou felicidade no sentido mais profundo. Mas, se você permitir que a vida entre sem resistência ou apego, poderá chegar à saúde e à totalidade, qualquer que seja a lesão ou processo de doença com o qual você conviva. Você será como os gansos selvagens no poema de Mary Oliver. Seja você quem for, por mais sozinho e desesperado que se sinta, "o mundo se oferece à sua imaginação". Como os gansos, você pode "voltar para casa" e anunciar "seu lugar na família das coisas".

Gansos selvagens

Você não precisa ser bom.

Você não tem de rastejar,

por cem milhas no deserto, em penitência.

Apenas permita que o animal macio do seu corpo

ame aquilo que ele ama.

Conte-me sobre o desespero, o seu, e eu lhe contarei o meu.

Enquanto isso, o mundo continua.

Enquanto isso, o sol e os claros seixos da chuva

atravessam as paisagens,

as pradarias e as árvores profundas,

as montanhas e os rios.

Enquanto isso, os gansos selvagens, voando alto no ar azul e limpo,

voltam para casa.

Seja você quem for, por mais que esteja só,

o mundo se oferece à sua imaginação,

chama você, como os gansos selvagens, firme e emocionante –

anunciando seu lugar repetidas vezes

na família das coisas.[60]

PARTE III

▼

Voltando para casa no corpo

7. A respiração

A brisa da manhã espalha seu frescor.
Devemos levantar e recebê-la,
Essa brisa que nos permite viver.
Respire antes que ela se vá.

RUMI[61]

Consciência corporal como reabilitação

No conto de James Joyce intitulado "Um caso doloroso", um personagem chamado Mr. Duffy é descrito como "alguém que vive a uma pequena distância de seu corpo"[62]. Essa descrição maravilhosa evoca uma maneira de viver muito familiar presente nos momentos em que não há atenção plena. As ideias e a força de vontade impulsionam minhas ações. Estou consciente de mim mesma apenas do pescoço para cima, ao passo que o restante do meu corpo parece muito distante, como se coberto pela névoa. Mesmo quando meu corpo está gritando por atenção, os gritos parecem estar a distância e espero que, se eu os ignorar, eles se calem.

A partir de agora, exploraremos a atenção plena no corpo, especialmente importante para quem vive com a dor e a doença. Geralmente, como o corpo é a última coisa de que queremos ter consciência, desenvolvemos hábitos que nos permitem escapar dessa consciência. Essa é uma reação compreensível de quem vive com o corpo dolorido, mas ela cria um sofrimento secundário. Um papel decisivo da atenção plena é convidar a consciência a voltar ao corpo, como um lugar de descanso delicado e suave.

Uma palavra que resume o que acontece quando a conexão é restaurada é "reabilitação", que significa "tornar saudável novamente" ou "recuperar".[63] Ela tem uma raiz comum com o verbo francês *habiter* (habitar), que significa "morar"; assim, a reabilitação poderia ser vista como aprender a viver, ou morar, dentro de si mesmo novamente, a fim de recuperar o bem-estar.[64] Todos os métodos apresentados neste livro são maneiras de "re-habitar" o corpo com mais harmonia e bem-estar, por mais dolorido que esse corpo esteja. Aprender a viver com o corpo em vez de lutar *contra* ele é o caminho para a reabilitação e para uma qualidade de vida mais rica e satisfatória.

Uma das maneiras mais eficazes de levar a atenção para o corpo é desenvolver a consciência na respiração. Ela constitui uma presença e um ritmo constantes no corpo, e sempre que você presta atenção em sua respiração chega naturalmente a um momento de consciência corporal. Esse é um dos motivos pelos quais a respiração é tão valorizada no método Breathworks.

O que é respiração?

O PROCESSO QUE CHAMAMOS "RESPIRAÇÃO" é uma das muitas coisas às quais não damos o devido valor. Ela flui para dentro e para fora do corpo em cerca de 11 mil ciclos por dia ou 4 milhões de ciclos por ano, e é talvez a nossa atividade estimulante mais básica. "Respiração" é um rótulo para todos os movimentos físicos que fazem o ar fluir para dentro e para fora do corpo. Uma maneira de pensar na respiração é como "ar emprestado".

O ritmo da respiração é repetido na natureza: na respiração interna das células, no fluxo e refluxo das marés, no crescimento e minguamento da lua e na pulsação das estações. Peixes, pássaros e até as formas de vida celulares mais simples seguem o ritmo da respiração: pegando e devolvendo, subindo e descendo, para dentro e para fora. Observe o movimento pulsante de uma água-viva que desliza no mar deslocando a água. Até as plantas têm respiração que lembram a nossa. Esses ritmos naturais também mudam sem parar: não há duas marés exatamente iguais; e, da mesma forma, nossa respiração varia continuamente dentro de seu ritmo básico, em que cada respiração tem uma qualidade única.

No decorrer da história e em muitas culturas, a respiração tem sido associada com saúde, consciência e espírito. Por exemplo, na língua indiana antiga, o sânscrito, *prana* é a força vital que percorre nosso corpo e está intimamente associada com a respiração, cessando apenas na hora da morte. A respiração é como um rio fluindo através de um vale seco, dando vida a tudo que toca. Ao despertar para a sua beleza e mistério, você pode aprender a viver num corpo dolorido com dignidade, vitalidade e saúde.

A anatomia da respiração

A principal função da respiração é prover oxigênio às células do corpo, onde ele é utilizado para "queimar" quimicamente os alimentos, liberando a energia fundamental à vida. Isso cria o dióxido de carbono, produto residual que é liberado na atmosfera durante a expiração. Sem oxigênio, as células morrem; por isso, a respiração é o primeiro e último ato da vida consciente.

O processo bioquímico complexo pelo qual o oxigênio do ar alimenta as células começa quando a inspiração é iniciada por sistemas internos que regulam a frequência respiratória para manter um nível estável de oxigênio e dióxido de carbono no sangue. O grande músculo do diafragma central se achata para baixo e as costelas se expandem, criando um vácuo parcial na cavidade peitoral. Conforme a pressão do ar no peito fica mais baixa que a da atmosfera, o ar flui para dentro, enchendo os pulmões. Ele flui em minúsculas bolsas nos pulmões, nas quais o oxigênio passa para o sangue para ser bombeado por todo o corpo (Figura 3). Quando ele alcança as células, é liberado nos tecidos e transformado em energia. Ao mesmo tempo, o produto residual – dióxido de carbono – é liberado das células dentro do sangue, onde percorre de volta o sistema circulatório até os pulmões. O dióxido de carbono passa do sangue para as minúsculas bolsas de ar e sai do corpo na expiração, quando o diafragma relaxa no peito, fazendo que os pulmões se esvaziem.

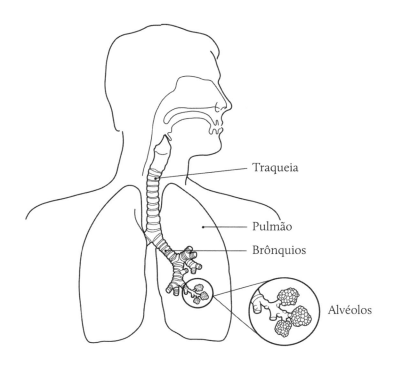

FIGURA 3 | O sistema respiratório

O processo todo é iniciado por dois grupos de músculos respiratórios: os primários, que são essenciais para a plena respiração; e os acessórios, ou secundários. Na respiração ideal, os músculos primários fazem quase todo o trabalho. Eles são mais profundos e ficam na parte mais baixa, incluindo o diafragma, os músculos intercostais – que ficam entre as costelas – e os músculos abdominais profundos na parte anterior do abdome. Os músculos acessórios – inclusive aqueles presentes no pescoço, nos ombros e nas costelas superiores – realizam apenas cerca de 20% do trabalho.

O diafragma é o músculo respiratório primário mais importante, respondendo pela maior parte do esforço respiratório. É um músculo grande, com formato de abóbada, que permanece dentro do peito como um paraquedas ou um guarda-chuva. Um tendão central no topo do diafragma situa-se logo abaixo do coração, com fibras que se irradiam como os velames de um paraquedas. Eles se prendem na frente a um pequeno osso na ponta do esterno, chamado de processo xifoide; nas laterais, eles se ligam às partes internas das costelas inferiores. Nas costas, dois longos tendões se ligam às primeiras quatro vértebras lombares da coluna para agir como o cabo de um guarda-chuva (Figura 4). Talvez você ache que a respiração afeta apenas a parte anterior do corpo, mas essas ligações implicam que a parte posterior também está ativamente envolvida no processo.

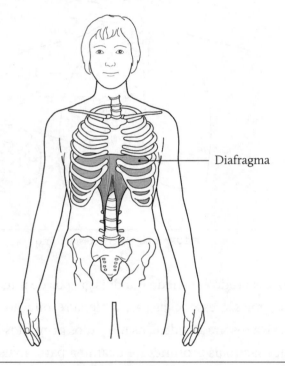

FIGURA 4 | O diafragma

Sempre que inspiramos, o diafragma se achata e alarga; ao expirarmos, ele relaxa e volta a se erguer, retomando sua forma natural de abóbada (Figura 5). Ele se move para cima e para baixo em um ritmo regular e incansável. Não é possível sentir esse movimento porque o diafragma está localizado muito profundamente no corpo, mas pode-se inferi-lo por intermédio de seus efeitos. Cada vez que o diafragma se achata na inspiração, ele desloca os órgãos internos, fazendo o abdome se dilatar para fora e para os lados. Os órgãos são continuamente massageados, comprimidos e rolados por esse movimento, sendo banhados de sangue fresco, fluidos e oxigênio e tendo seus resíduos drenados. Por exemplo, os rins deslizam para cima e para baixo ao lado da coluna até três centímetros, a cada ciclo respiratório[65]. A coluna inteira é simultaneamente balançada e embalada.

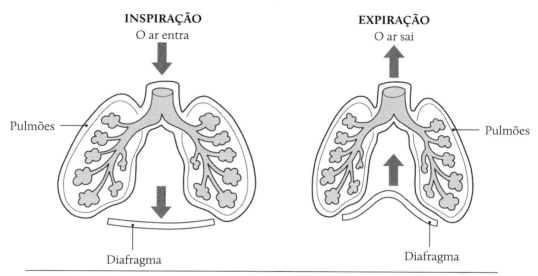

FIGURA 5 | O ciclo respiratório

Essa é uma descrição da respiração de corpo inteiro, às vezes chamada de respiração diafragmática, que estimula o corpo todo e afeta profundamente nossa sensação de bem-estar. Se você sente dor, sua respiração será provavelmente inibida de alguma maneira. Com o tempo, porém, o simples fato de trazer a consciência para a inibição conhecendo sua anatomia básica pode liberar suavemente qualquer tipo de contenção. Isso permite que a sua consciência entre no corpo de forma profunda e restaure os padrões respiratórios saudáveis.

Por que a consciência na respiração é tão importante?

Meus colegas e eu escolhemos o nome "Breathworks" ("a respiração funciona") para nosso programa de manejo da dor baseado na atenção plena porque cremos que a consciência na respiração *funciona* como um recurso poderoso ao cultivo da atenção plena, à volta para casa no corpo e ao alívio do sofrimento secundário. Ela é o fio condutor de nossa perspectiva, unificando diversas práticas. A consciência na respiração ajuda de várias maneiras:

▸ A respiração é um *foco útil e simples de consciência* no cultivo da atenção plena.

▸ Ela *ancora a consciência no corpo.* Só conhecemos a respiração diretamente por meio das sensações e dos movimentos do corpo. Quando você sente a qualidade e a textura de cada respiração, sua consciência se estabelece naturalmente no corpo.

▸ Ela *ancora a consciência no momento presente.* A consciência na respiração é sempre uma consciência do momento presente porque só podemos perceber a respiração conforme ela afeta o corpo neste exato momento. Uma respiração passada ou futura é apenas uma ideia.

▸ Ela é *uma ferramenta para lidar com as reações à dor, à doença e ao estresse.* Quando se evita a dor ou se resiste a ela ou ao desconforto, a tendência é prender a respiração ou inibir seu fluxo. Todos nós fazemos isso quando estamos sob estresse. Porém, no caso de uma condição crônica, inibir a respiração se torna um hábito que, involuntariamente, cria mais dor e tensão. Um círculo vicioso pode começar, no qual a dor crônica leva à tensão, que traz mais dor, que por sua vez resulta em mais tensão. *Respirar* dentro da experiência da dor interrompe esse ciclo e, aos poucos, a tensão é reduzida.

LESLEY

Quatro vezes por ano me junto a uma equipe que permite folgas de finais de semana para os cuidadores. É um trabalho duro cozinhar, limpar, lavar etc. Quando minha dor nas costas piora, uso a respiração para aliviar a tensão que se formou em torno da dor. Eu realmente consigo sentir a tensão sendo liberada, de modo que fico apenas com a dor inicial. Vejo a dor mudando de momento a momento, e saber que às vezes ela vai ser aliviada me ajuda a atravessar o dia.

Imaginar que você dirige a respiração *na direção* da dor enfraquece o hábito de inibir a respiração, além de trazer alívio. A dor primária talvez não mude, mas conforme você relaxa as camadas secundárias de tensão e de resistência começam a se dissolver. Isso também vale para o sofrimento emocional: sentir-se perturbado costuma ter relação com a respiração contraída. A calma e a tranquilidade naturalmente surgem quando você se torna consciente e libera a tensão emocional na expiração.

O espírito de investigação

UMA FORMA DE COMEÇAR a se familiarizar com a respiração como experiência sentida no corpo é fazer curtas "investigações de respiração", que dirigem sua atenção para as sensações provocadas pela respiração de maneira direta, com curiosidade, deixando de lado as ideias de estar ou não fazendo do jeito "certo".[66]

INVESTIGAÇÃO DA RESPIRAÇÃO 1

Cerre os punhos e perceba o que acontece com a respiração. É provável que você descubra que prende a respiração e que ela parece paralisada no abdome. Agora, solte a respiração e respire nas sensações dos punhos cerrados. Você consegue perceber que eles relaxam um pouco também?

A tendência da respiração de paralisar em reação aos punhos cerrados reflete a maneira como tendemos a inibir a respiração em reação à dor. A investigação mostra também como se pode usar a respiração para romper o ciclo dor/tensão ao desfazer o hábito de prender a respiração contra a dor, o que provoca mais tensão.

O hábito de inibir a respiração pode manifestar-se como respiração superficial, respiração congelada, hiperventilação, respiração acelerada, e assim por diante.[67] Por meio da atenção plena e da consciência na respiração, é possível perceber quaisquer hábitos como esses e então liberar a respiração, suavizando-a. Talvez você também note que logo inibe e prende a respiração novamente – é assim que os hábitos funcionam. Não tem importância: a prática é suavizar essa tensão com delicadeza cada vez que percebê-la. Aos poucos, você aprenderá novos hábitos de respirar de maneira mais profunda e relaxada.

INVESTIGAÇÃO DA RESPIRAÇÃO 2: A RESPIRAÇÃO BÁSICA

Adote uma postura confortável deitando ou sentando numa cadeira. Feche os olhos, sintonize sua respiração – sem julgá-la ou alterá-la – e coloque a mão na parte do corpo que mais se movimenta quando você respira. Se você notar que o peito se move mais que o abdome, isso significa que a sua respiração é um pouco superficial.

Agora, coloque as mãos no abdome, logo abaixo da caixa torácica; os dedos médios de cada mão se tocam levemente. Deixe o abdome mover-se livremente conforme o diafragma se achata dentro do corpo e depois volta a relaxar a cada ciclo respiratório. Não se esforce, deixe apenas que a respiração natural aconteça, encontrando seu próprio ritmo. Abandone as ideias de certo ou errado e sintonize com seu corpo de forma receptiva e curiosa. Tente sentir os músculos abdominais se suavizando e soltando sob suas mãos.

Observe o que mais está acontecendo em seu corpo: como as pontas dos seus dedos se distanciam um pouco conforme você inspira e se unem de novo quando expira. Perceba qualquer tensão no peito, garganta ou abdome – isso é normal para a maioria de nós e diminuirá assim que você começar a respirar melhor. Talvez você também note sensações incomuns ou pequenas contrações musculares conforme libera a tensão. Elas devem se acalmar com o tempo.

Muitas pessoas consideram essa investigação mais fácil de fazer na posição deitada. Você também pode experimentá-la em outras posições e observar a qualidade de sua respiração quando está sentado, em pé ou deitado.

Respiração das costas

A maioria de nós associa a respiração com o peito e parte anterior do corpo – talvez porque nossos olhos olham para a frente, de modo que estamos mais sintonizados com a parte anterior do corpo que com a posterior. Mas as costelas e os pulmões também formam a região posterior do corpo, e a coluna se move com a respiração. O ato de prestar atenção ao movimento da "respiração das costas" estimula a parte parassimpática do sistema nervoso autônomo – associada à calma, ao repouso e ao relaxamento.[68] Ela amplia e aprofunda sua sensação do corpo, permitindo que a consciência se aprofunde nele e contrabalance a tendência de nos apressarmos para a próxima coisa a ser feita.

Características da respiração de corpo inteiro

Pare de se mover e se aquiete
E a quietude se moverá.

POEMA ZEN[69]

Oscilação

Quando a respiração natural flui através do corpo, sobrevém uma deliciosa sensação de quietude, mas nunca a imobilidade total. A respiração de corpo inteiro ondula e oscila pelo corpo, como as ondas que sobem e descem no oceano. Na inspiração, esse movimento ondula do centro do corpo para os poros da pele e depois se dissolve no centro na expiração, como uma flor que desabrocha e depois se enrola.[70]

Diafragma

Todo o processo respiratório é guiado pelo movimento do diafragma central. Ao contrário dos músculos secundários, que se situam na parte superior do corpo e ficam tensionados quando assumem o comando da respiração, o diafragma nunca se cansa. É por isso que a respiração diafragmática é tão fácil e relaxante.

Ausência de esforço

Quando você repousa e respira de maneira ideal, cada respiração surge natural e facilmente. O movimento do diafragma inicia a inspiração, mas a expiração acontece sem nenhum esforço muscular. Isso é simplesmente o resultado do relaxamento do diafragma e da retomada de sua forma de abóbada, que faz o ar fluir para fora dos pulmões como um balão que se esvazia. É importante não forçar a expiração nem apressar a inspiração. *Deixe a respiração respirar a si mesma.* A respiração de corpo inteiro é sempre relaxante.

Ritmo com duas/três pausas

A respiração de corpo inteiro é naturalmente calma e regular, sem ser mecânica. Em geral, a inspiração dura cerca de dois segundos, e a expiração, cerca de três, seguidos por uma pausa. Dentro desse ritmo, a respiração é variada, continuamente se adaptando às condições emocional, mental e física, que mudam sempre.

Beba no poço da pausa

É fascinante se aprofundar na pausa entre o final da expiração e o início da inspiração. O corpo se move continuamente com a respiração, mas existe um ponto de equilíbrio no qual a expiração naturalmente exaure seu ímpeto e desaparece na quietude. Então, vem um momento de antecipação suspensa, uma vibração que se acumula até se transformar na inspiração seguinte.

Quando uma onda que recua flui da praia para o mar, a água faz uma pausa antes de se acumular numa nova onda que flui de novo para a praia. A onda bebe do oceano assim como a nova respiração bebe do ar. Se você quebrar o ritmo apressando a respiração seguinte, inibirá o momento precioso de "beber o ar" do qual nasce a nova respiração, atrapalhando assim o processo respiratório.

INVESTIGAÇÃO DA RESPIRAÇÃO 3: A RESPIRAÇÃO DE CORPO INTEIRO

Faça essa investigação da forma que for mais confortável e relaxante, seja sentado ou deitado.

Introdução

Afrouxe qualquer peça de roupa apertada e permita que seu corpo seja sustentado pela terra. Deixe o peso do corpo afundar, de modo que sua consciência se baseie profundamente no corpo. Envolva-se nessa investigação com espírito de curiosidade.

Abdome

Leve sua atenção à área abdominal – toda a parte macia da frente do corpo, da pelve até a base das costelas e a ponta do esterno. Entre em sintonia com os movimentos do abdome conforme você respira. Deixe-o inflar para a frente e para os lados, expandindo-se e abrindo-se na inspiração, e afundando suavemente na expiração. Perceba como os órgãos internos são rolados e massageados por esses movimentos.

Tensionando e soltando

Às vezes, é difícil saber se a sua respiração está relaxada; assim, tente encolher o abdome e segurá-lo por algumas respirações. A seguir, solte-o completamente na expiração. Você talvez perceba que agora tem vontade de inspirar mais profundamente; se for assim, deixe o ar fluir livremente no corpo e siga-o com atenção. Experimente tensionar, soltar e respirar mais fundo, do seu jeito, até que consiga perceber a diferença entre prender e soltar; depois, permita que a respiração volte ao próprio ritmo, relaxando a barriga. Deixe que todos os movimentos aconteçam por si sós, conforme a respiração respira a si mesma. Permita que cada expiração chegue ao final sem esforço e que a inspiração seguinte surja naturalmente.

Assoalho pélvico

Agora leve a atenção ao assoalho pélvico – a região em forma de diamante entre o osso púbico e o cóccix. Observe qualquer movimento que ecoe o movimento do diafragma e de outros músculos.

Para detectar qualquer retenção, contraia o ânus e as nádegas. Encolha o assoalho pélvico, sustentando-o assim por algumas respirações; a seguir, solte-o completamente, permitindo que a próxima inspiração seja plena e profunda. Repita esse procedimento do seu jeito e depois deixe o movimento se estabilizar. Observe como o assoalho pélvico se alarga e abre na inspiração e se reduz e retrai – mais suave que uma contração muscular – na expiração. Você também pode sentir essa soltura no assoalho pélvico se relaxar a mandíbula e suspirar de leve conforme respira, ou imaginar que uma lâmpada elétrica brilha na inspiração e escurece na expiração.

Sacro e parte inferior das costas

Agora leve a atenção para a parte posterior do corpo e perceba o sacro – o osso triangular na base da coluna. O sacro recebe a maior parte do peso quando você está deitado, portanto você sentirá pressão nele. Note qualquer movimento nessa região, talvez uma sensação de peso que varia um pouco conforme você respira. Amplie a consciência para incluir a parte inferior das costas e perceba o leve balanço da pelve com a respiração. Observe que a parte inferior das costas arqueia-se para longe do chão na inspiração e se achata e alonga contra ele durante a expiração. Esses são movimentos sutis, como o de uma onda que se forma no oceano. Se não conseguir sentir nada, procure imaginar esse embalo suave.

O assoalho pélvico, o sacro e a parte inferior das costas são as raízes da respiração natural. Permitir que a respiração entre fundo no corpo, de modo que essas áreas se movam livremente, traz calma e liberdade, reduzindo a tensão na parte superior do corpo.

Coluna

Ao tomar consciência do sacro e do cóccix na parte inferior da coluna, comece a percorrê-la com atenção, vértebra por vértebra, passando pelas partes inferior, média e superior da coluna, até chegar no ponto onde o pescoço se encontra com o crânio. Em toda a extensão da coluna, ossos que se conectam afetam uns aos outros de forma delicada e complexa. Imagine-os como pedaços de madeira boiando no mar, ligados pela medula espinhal. Eles flutuam para cima na inspiração e para baixo na expiração, sem resistência ou inibição, embalados pelo movimento da respiração. Observe a amplidão das suas costas. A cada inspiração elas se alargam e abrem, afundando de volta à medida que você expira.

Ombros

Agora leve a atenção para seus ombros e braços. Repouse os braços no chão com a palma das mãos para cima, se isso for confortável; isso permite que os ombros reajam à respiração. Observe o movimento suave dos ombros na inspiração, que começa no esterno e flui através das clavículas até as articulações dos ombros. Na inspiração, os braços giram levemente para fora nas articulações dos ombros e depois se soltam novamente. Descanse por alguns instantes, perceba o fluir do movimento através dos ombros e braços e esteja presente nesses movimentos com sua atenção, sem mudar ou alterar a respiração. Deixe a respiração respirar a si mesma e repouse em seu movimento suave.

Garganta

Agora perceba a garganta e imagine-a suave e aberta, sem oferecer nenhuma resistência ao fluxo do ar. Ansiedade ou tensão pode provocar esforço excessivo nessa área, especialmente se estiver associada à comunicação. Se perceber tensão, tente deixar a respiração fluir livremente através da garganta, liberando-a.

Respiração de corpo inteiro

Ampliando a atenção, permita que uma sensação de maciez se espalhe pelo corpo com a respiração: cordas vocais e garganta macias, barriga e nádegas macias, assoalho pélvico, costas e ombros macios, rosto e mãos macios. Deixe o corpo livre e aberto conforme ele é embalado pela respiração – imóvel e, não obstante, em movimento contínuo. Procure sentir minúsculos movimentos de balanço nas mãos e nos pés, à medida que a respiração ondula para as extremidades do corpo.

Imagine que a pele é um invólucro tricotado cobrindo o corpo, talvez notando as sensações de suas roupas contra ela. Na inspiração, sinta que as fibras desse invólucro se expandem e criam espaço; na expiração, note que se condensam.

Conclusão

Aos poucos, finalize essa investigação. Tome consciência dos sons, bem como do peso e da massa do seu corpo. Conforme pensa em começar a se mexer, vise manter essa respiração de corpo inteiro e procure se mover com a respiração, em vez de se proteger dela. Se estiver deitado, tome cuidado para não forçar as costas e o pescoço à medida que você se move – role para um lado, se isso for confortável, antes de se levantar. Assegure-se de que sua cabeça segue a linha da coluna ao se endireitar, desenrolando-se naturalmente.

A consciência na respiração é uma técnica simples, mas muitas pessoas descobrem que aprender a trabalhar com a respiração, usando-a para suavizar a resistência e o ato de segurar, tem um efeito profundo em sua qualidade de vida e experiência global do sofrimento.

EMMA

Ontem à noite, fui a um concerto e consegui ficar sentada o programa todo, apreciando cada momento. Ao lado de meus amigos, fechei os olhos e me con-

centrei na respiração. Vivenciei uma súbita crise de dor causada por minha doença crônica e percebi a tensão em meu corpo, mas respirei dentro dela e senti o pescoço e os ombros relaxarem. Enquanto eu ouvia a música, permaneci consciente do movimento da respiração em meu corpo. Imaginei que estava inspirando a música na inspiração e exalando-a na expiração. A dor e o desconforto ainda estavam lá; porém, pela simples atenção à música e à respiração, ela se tornou parte de minha experiência. Quando a dor se intensificava, eu inspirava a música para dentro da dor e continuava a soltar na expiração. Duas horas depois, as últimas notas da "Sinfonia do Novo Mundo" de Dvorak silenciaram, tomei consciência dos sons dos espectadores e abri os olhos. Apesar da dor, eu estava totalmente absorta.

8. Movimento consciente

O luto pelo que você perdeu ergue um espelho
até ali, onde você luta com coragem.

Esperando o pior, você olha e, em vez disso,
eis a face alegre que queria ver.

Sua mão abre e fecha sem cessar.
Caso ela fosse sempre um punho cerrado, ou sempre aberta,
você ficaria paralisado.

A sua presença mais profunda está em cada pequena contração
e expansão,
as duas equilibradas e coordenadas de forma tão bela
como as asas de um pássaro.

RUMI[71]

SE VOCÊ DESEJA USAR A ATENÇÃO PLENA para viver bem com a dor, a doença ou o estresse, precisa dar flexibilidade e força ao corpo, movimentando-o dentro dos limites de sua capacidade física. Isso transforma qualquer hábito (que tenha se desenvolvido em seus esforços de evitar a dor) de restringir os movimentos – de prender a respiração a evitar movimentos vigorosos. Os músculos que não se mexem tornam-se músculos que *não conseguem* se mexer – e pode ter início um ciclo vicioso, à medida que a rigidez e a fraqueza provocam tensão e dor, induzindo a uma rigidez ainda maior. A abordagem da atenção plena ao movimento pode reverter esse processo. Ao desenvolver força e flexibilidade, aos poucos você recuperará a confiança em sua capacidade de se movimentar.

ALISON

Lesionei a perna num acidente de carro horrível; fiquei internada e depois impedida de sair de casa por um bom tempo. Eu ficava imóvel por tanto tempo que me tornava rígida e assustada, e qualquer movimento era doloroso. Em meus primeiros movimentos conscientes, aproveitei para alongar o corpo e pensar: "Tudo bem, farei apenas o que conseguir, sem forçar".

O método Breathworks oferece uma sequência abrangente de movimentos baseados na ioga e no pilates, indicados para aqueles que vivem com a dor e a doença. Apresentarei aqui os princípios básicos e uma série de movimentos para principiantes. Com o tempo, você adquirirá consciência, flexibilidade e força, otimizando o seu potencial dentro dos limites da sua condição. Pessoalmente, descobri que um programa diário de movimentos tem um valor inestimável para minha saúde e bem-estar. Eu nado duas vezes por semana e faço com regularidade uma sequência dos movimentos conscientes. Isso me ajuda a manter um nível de aptidão física que logo diminui se eu deixar de praticar os movimentos conscientes por alguns dias.

Movendo-se com a respiração

Nos capítulos anteriores, vimos que mesmo quando você está deitado em silêncio a respiração produz um movimento rítmico incessante. O movimento é natural para o corpo, e os seus sistemas (musculoesquelético, digestório, circulatório, imune, nervoso e endócrino) se desenvolvem com movimentos. Até mesmo as células ósseas estão em constante movimento conforme se reabastecem; o esqueleto inteiro é completamente substituído a cada sete ou dez anos.

CHARLOTTE

Charlotte sente muita dor devido à síndrome de hipermobilidade articular, mas ainda assim se dedica aos movimentos conscientes.

Quando estou muito imóvel, sinto-me como um bloco de concreto. Gosto de ser ativa e conhecer meu corpo de maneira sutil, escutando-o e deixando-o me guiar, de modo que os movimentos conscientes são ótimos para mim. Minhas articulações adoram movimento, é disso que elas precisam. Prestar cuidadosa atenção enquanto me mexo me ajuda a ficar consciente de movimentos simples, como abrir uma porta ou erguer uma chaleira – e isso muda toda a minha experiência.

O segredo para os movimentos apresentados neste capítulo é o princípio de que o próprio movimento é natural e nasce da respiração. Podemos até considerá-lo *respiração em ação*. É preciso deixar que o corpo descubra seu fluxo, ritmo e equilíbrio natural e depois estender isso a posturas específicas. Quando o movimento nasce da respiração natural, a energia do corpo flui mais livremente e a tensão é liberada, trazendo fluidez à experiência física, mental e emocional. Se notar que sua respiração está inibida, faça uma pausa, analise essas sensações e conecte-se novamente com a respiração.

Esses movimentos destinam-se fundamentalmente a ajudá-lo a se tornar consciente, desenvolvendo a *qualidade* de sua atenção conforme você se mexe. Tornar-se sensível às sensações de seu corpo permite a você conhecê-lo mais profundamente e vivenciar maior relaxamento, estabilidade e vivacidade. Se você praticar com regularidade, também se tornará mais forte e flexível. Entretanto, não chamamos os movimentos conscientes de "exercícios", pois muitas pessoas associam os exercícios físicos apenas à obtenção de resultados, como melhora de mobilidade. O foco aqui é levar consciência ao *processo* do movimento. Isso o ajudará a adquirir novos hábitos úteis que poderão ser aplicados em atividades diárias.

Postura

Alguns dos movimentos apresentados aqui são executados na posição deitada, ao passo que outros são feitos na postura sentada ou em pé. Isso oferece diferentes opções a pessoas com capacidades físicas diversas. Se conseguir deitar no chão, recomendo a você iniciar com os movimentos que são realizados na postura deitada. A sua atenção plena se aprofundará naturalmente se você puder dar o peso de seu corpo para a terra, sem a compressão da gravidade. Talvez assim seja mais fácil liberar as tensões em volta da coluna e relaxar a respiração, especialmente se, no seu estado, a posição vertical agrava os maus alinhamentos estruturais e os desequilíbrios musculares.

RUTH

Devido à minha artrite reumatoide, levo uma hora para levantar da cama de manhã. A cada dia observo quais partes do meu corpo estão especialmente rígidas ou doloridas para escolher os movimentos que ajudarão a movê-las de modo suave. A seguir, divido-os em grupos que trabalham áreas diferentes do corpo. Se a parte inferior do meu corpo parecer rígida, pratico determinado conjunto de exercícios; se a rigidez estiver nas costas, nos ombros ou no pescoço, pratico outro grupo deles.

E se você não conseguir fazer alguns movimentos?

Se você for incapaz de fazer todos os movimentos, não se preocupe. Execute os que conseguir. Também é possível adaptá-los ao seu estado de saúde ou deficiência específica. O mais importante é ampliar de maneira gradual a variação dos movimentos e ficar sensível ao movimento do corpo que for uma expressão do ritmo respiratório. Isso sempre é possível, mesmo que sua aptidão e flexibilidade sejam limitadas. Caso não consiga realizar determinados movimentos, tente visualizá-los – pesquisas mostram que isso pode melhorar a sua aptidão física e saúde, além de ser muito agradável.[72]

Segurança

Esses movimentos são seguros para qualquer pessoa se forem praticados com cuidado e se você descartar aqueles inadequados para a sua lesão ou deficiência. Na dúvida, consulte o seu médico ou profissional de saúde. O segredo é a atenção plena: ser curioso e sensível a como seu corpo se sente a cada momento, em vez de apressar o movimento. É fácil pensar que você *deveria* se movimentar de certa maneira – e depois se machucar – em vez de empenhar-se em estar presente no corpo, de modo profundo e com suave curiosidade. É possível obter satisfação no cultivo da atenção até mesmo dos menores movimentos.

Se você estiver apto, os movimentos poderão parecer fáceis demais. Mas até as atividades mais simples constituem oportunidades de aprofundar a atenção plena. Às vezes, os movimentos mais moderados provocam uma sensibilidade rara e delicada.

Pontos suaves e extremos

Se você tem propensão a se forçar, deve vigiar essa tendência conforme pratica os movimentos. Por outro lado, se tiver medo de se movimentar no dia a dia, talvez seja benéfico exigir mais de si mesmo. Uma maneira útil de avaliar se você está dando o máximo de sua capacidade sem forçar demais é trabalhar dentro de seu limite *suave* e *extremo*.

O *ponto suave* é aquele no qual você começa a ter sensações de alongamento ou desafio. Por exemplo, quando você dobra o joelho, o ponto suave surge como uma sensação de alongamento e compressão. Encontrar tal limite requer sensibilidade. Sem trabalhar de modo lento e atento, passa-se rapidamente dele sem perceber.

O *ponto extremo* é o último ponto do movimento antes de passar do limite. Ir além dele pode ocasionar lesões. Você saberá quando o ultrapassou porque sentirá que está forçando essa parte de seu corpo, que pode chegar a tremer.

Trabalhar entre o ponto suave e o extremo é o ideal

Você realmente se beneficiará desses movimentos quando trabalhar entre o ponto suave e o extremo, de maneira que o corpo seja mobilizado mas não exaurido. Observe se sua tendência é forçar demais ou não fazer o bastante e descubra o ponto de equilíbrio. O trabalho mais criativo é geralmente um alongamento moderado que pode ser sustentado, em vez de um intenso, difícil de manter por muito tempo. Seus limites mudarão à medida que você ficar mais forte e flexível; eles também variarão a cada dia.

Dores perigosas

Às vezes, é difícil distinguir dores que requerem cuidados de outras que são um sinal saudável de alongamento. Sentir uma dor surda contínua, cansaço nos músculos ou alongamento mais forte dos tecidos é natural e diminui com o tempo, mas se você notar sensações agudas, elétricas ou nervosas reduza a amplitude do movimento ou pare completamente. Caso não se sinta seguro, é melhor pecar por excesso e procurar orientação de um profissional de saúde.

Pontos importantes

- Repita cada movimento algumas vezes, com uma atitude lúdica e de curiosidade. Procure mergulhar numa profunda consciência na respiração, permitindo que ela conduza o ritmo do movimento, em vez de forçá-lo ou realizá-lo com pressa.
- Sempre faça movimentos simétricos em ambos os lados do corpo, mas ciente de que cada lado pode se manifestar de modo diferente. Se fizer uma pausa entre os lados, geralmente aquele que você movimentou se sente mais vivo e desperto.
- Se você for portador de uma lesão, recomenda-se trabalhar primeiro o lado menos exigido.
- Praticar os movimentos regularmente pode levar a um progresso surpreendente, mesmo que você tenha a impressão de realizar muito pouco a cada sessão.
- Reserve alguns minutos no final de toda sessão para relaxar completamente em uma posição confortável e dar ao corpo e à mente tempo para assimilar os efeitos.

Outras formas de exercício

Ao praticar esses movimentos, talvez se sinta estimulado a explorar outras formas de exercício e de movimento. Se isso acontecer, sugiro a você procurar um instrutor habilidoso e obter orientação individual – pode ser ioga, pilates, tai-chi ou *chi-kung*. Você também pode frequentar uma academia ou fazer natação. O importante é manter o corpo em movimento e criar saúde e vitalidade enquanto aprende a desenvolver a atenção plena. Também é primordial que você se divirta!

ANNIE

Machuquei o pescoço alguns anos atrás e achei difícil aceitar isso, mas os movimentos conscientes me mostram que ainda tenho um corpo e quero estar consciente dele. Esse é um excelente modo de ser delicada comigo mesma, em vez de ficar zangada ou frustrada. Em outros exercícios, a ênfase é tentar chegar a algum lugar. Isso é importante, mas fico sem vontade de sentir meu corpo no presente. Os movimentos conscientes parecem me acalmar; eles também me ajudaram a gostar mais da natação. Hoje eu a considero muito meditativa e gosto da sensação das diferentes braçadas, em vez de apenas ficar contando quantas voltas já dei.

Movimento livre

Outra maneira de explorar as possibilidades do corpo é o movimento livre. Escolha uma música favorita, de preferência que seja calma, e encontre uma posição – deitada, sentada ou em pé – na qual se sinta confortável e capaz de se mover. Deixe um espaço livre para se movimentar e comece a realmente sentir a música e respirar com ela. Suavemente, permita que o corpo siga a música num movimento sem forma determinada. Adoro esse movimento, pois parece abrir meu corpo muito profundamente. Gosto de fazê-lo deitada no chão, alongando-me e liberando diferentes articulações e músculos de maneira suave e sensual.

Recentemente, introduzi essa técnica num curso para pessoas com dor. Em certo momento, olhei à volta da sala e vi os participantes movendo-se com formas diversas de fluidez, na maioria das vezes mantendo contato íntimo com o chão, que servia de apoio, extremamente absortos na música e na atividade. Um deles tinha 84 anos, outro se recuperava de um tratamento de câncer e um terceiro, de uma encefalomielite miálgica de longa data. Todos estavam encantados de descobrir uma maneira tão agradável de movimentação, sem constrangimento e inibição.

Os movimentos conscientes

Tudo que importa é esse único momento no movimento. Torne-o relevante, vital e digno de ser vivido. Não deixe-o passar despercebido e sem função.

MARTHA GRAHAM, COREÓGRAFA

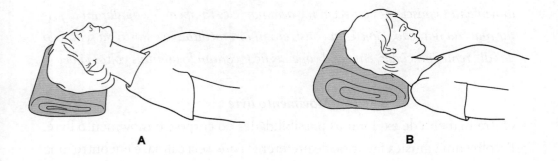

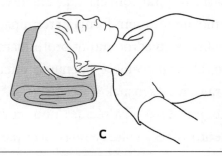

FIGURA 6

1. Movimentos na posição deitada

Apoio para a cabeça e o pescoço

Mantenha o pescoço e a cabeça numa posição neutra quando estiver deitado de costas. Use como apoio uma almofada firme ou um cobertor dobrado cuidadosamente. Tente encontrar uma altura que não seja nem baixa demais, forçando o pescoço em demasia (Figura 6a), nem alta demais, forçando excessivamente a nuca (Figura 6b). A posição ideal (Figura 6c) se configura quando a testa está levemente mais alta que o queixo, deixando o pescoço livre por manter sua curvatura natural.

Esse apoio do pescoço também é recomendado quando você estiver deitado para fazer a investigação da respiração 3 no Capítulo 7 (p. 104) e a consciência na respiração e as práticas meditativas introduzidas na Parte V.

Iniciando: o corpo que respira

Deitado de costas, apoie a cabeça conforme a Figura 6c e envolva-se por alguns minutos com os movimentos da respiração natural. A fim de suavizar qualquer tensão nas costas, erga os joelhos de modo que os pés se apoiem no chão (Figura 7a). Outra opção é colocar um rolo de espuma, um traves-

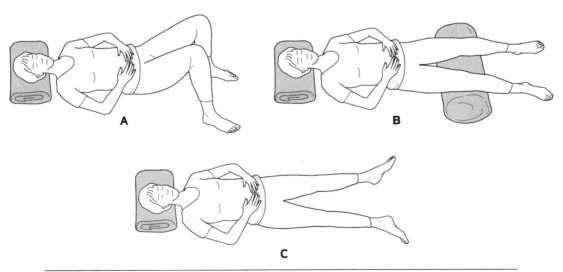

FIGURA 7

seiro enrolado ou almofadas sob a parte inferior das coxas e dos joelhos (Figura 7b). Se preferir, deite-se com as pernas estendidas (Figura 7c).

Coloque as mãos no corpo e observe o movimento de sua respiração. Perceba a textura, a profundidade, o comprimento e a facilidade da respiração; desligue-se do que você achar que *deveria* estar acontecendo e entre em sintonia com a experiência real da respiração. Por algumas respirações, expire suavemente pela boca, fazendo um som delicado de "*Ah*". Inspire normalmente pelo nariz. Isso ajuda a relaxar o corpo e aprofunda a respiração. Amplie sua atenção para sensações, sentimentos e pensamentos que surgem e desaparecem.

Movendo-se com a respiração

Em algumas das práticas seguintes, sugiro uma maneira específica de movimentar-se com a respiração; em outros, você pode fazer experiências para verificar qual fase da respiração sustenta melhor o movimento.

▶ **Abrindo as mãos**

Descanse uma mão no chão, palma para cima, enquanto a outra repousa em seu corpo (Figura 8a). Guiado pela respiração, abra e feche a mão esticada de modo que o movimento reflita a expansão e a contração da respiração (Figura 8b). Tente conduzir os movimentos da mão pelo ritmo natural da respiração. Repita com a outra mão e depois com as duas mãos juntas.

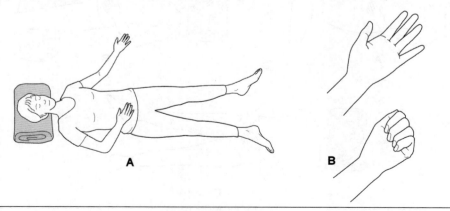

FIGURA 8

A estabilidade central

Em todos os movimentos que se seguem, procure envolver os músculos que criam sua estabilidade central antes de iniciá-lo, especialmente quando mover as pernas ou o abdome. Isso evita forçar a parte inferior das costas. Antes de cada movimento, imagine a base de sua coluna estendendo-se para longe da parte superior, de modo que a parte inferior das costas é puxada em direção ao chão com a coluna alongada e a pelve estável. Isso atrai suavemente o abdome em direção às costas e envolve os músculos abdominais.

▸ **Berço das pernas**

Deitado de costas, dobre delicadamente os joelhos de modo que os pés se apoiem no chão (Figura 7a). Mantendo um dos pés no chão, use os músculos da estabilidade central alongando a coluna e, de forma suave, puxe a outra perna em direção ao peito. Segure-a de maneira confortável, talvez por trás da coxa ou abaixo do joelho (Figura 9a). Se isso criar muita tensão, sustente a perna segurando um cinto ou uma faixa por trás da coxa (Figura 9b). Com delicadeza, mova a perna para dentro e para fora e faça um círculo partindo do quadril para alongar e movimentar a pelve e a região dorsal. Tente manter a pelve estável enquanto move a perna. Lembre-se de deixar o ritmo dos movimentos seguir a respiração natural e teste suas possibilidades. Procure deixar a respiração livre, sem se contrair contra ela.

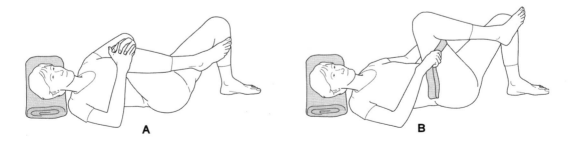

FIGURA 9

▸ Berço para ambas as pernas

Empregando os músculos da estabilidade central por meio do alongamento da coluna, aproxime as coxas do peito – devagar, uma perna por vez – e segure levemente os joelhos (use uma correia, se necessário). Balance suavemente de um lado para o outro para massagear a região dorsal (seus joelhos podem estar juntos ou separados, o que for mais confortável).

Variação 1

Deixando-se conduzir pela inspiração, afaste as pernas suavemente do peito à medida que endireita de leve os braços. Expirando, dobre os braços e traga, devagar, as coxas de volta ao peito. Depois de um tempo, pare de esforçar-se para se movimentar e perceba o reflexo do movimento conforme seu corpo oscila de acordo com a respiração natural (Figura 10).

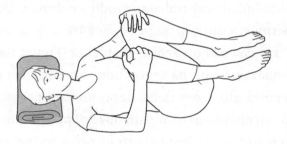

FIGURA 10

Variação 2: Nadando

Segure as pernas separadamente de maneira confortável; partindo dos quadris, circule-as em direções opostas para fazer um movimento de "natação", como se estivesse nadando de peito. Depois de certo tempo, inverta a direção (Figura 11). Isso movimenta os quadris e descomprime a parte inferior da coluna, liberando tensão e mantendo-a móvel. Se você tiver dores na região dorsal, tente fazer a ponta dos dedões dos pés tocar-se levemente conforme faz círculos com as pernas – isso proporciona mais estabilidade à pelve. Se achar mais fácil, faça o movimento sem usar os braços.

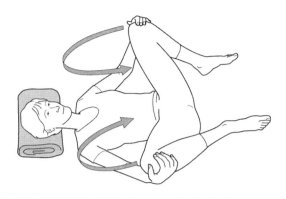

FIGURA 11

▸ **Movimentos da cadeira deitada de lado**

Os dois movimentos seguintes são uma sequência na qual você deita de lado, portanto faça-os de um lado e depois do outro. Posicione as coxas num ângulo de 90 graus em relação à coluna e a parte inferior das pernas em 90 graus em relação às coxas, como se estivesse sentado numa cadeira. Coloque um rolo ou uma almofada entre as pernas para obter mais conforto e estabilizar a pelve e a parte inferior das costas. Acrescente um cobertor dobrado numa largura suficiente para sustentar sua cabeça à medida que você rola um pouco para o lado. Mantenha a altura certa e o pescoço apoiado, e não tensionado.

Variação 1: Balanço de ombro

Na postura da cadeira deitada de lado, estenda os braços e junte a palma das mãos. Mantendo os braços retos, deslize o braço de cima para a frente e para trás sobre o braço de baixo, não mais do que o comprimento de uma mão. Concentre-se em iniciar o movimento partindo da escápula do braço que se move. Repita diversas vezes, permitindo que o ritmo seja conduzido pela respiração natural. Esse movimento massageia as escápulas e torce suavemente a coluna, liberando tensão (Figuras 12a e 12b).

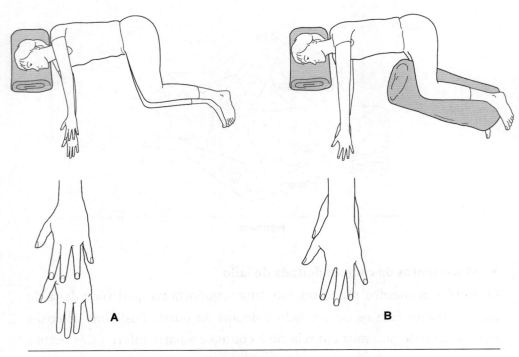

FIGURA 12

Variação 2: Círculo do relógio com o braço
Na postura da cadeira deitada de lado, leve a mão do braço de cima até o ombro e faça círculos com o braço para cima em direção à cabeça, movendo-o a partir do ombro. Preste atenção ao *feedback* do seu corpo para determinar a amplitude do círculo, lembrando-se de trabalhar entre os pontos suave e extremo. Quando alcançar o ponto extremo, leve o braço de volta à posição inicial. Algumas pessoas conseguem fazer o círculo completo, outras consideram o movimento difícil demais; faça o que for melhor para você. Permita que a cabeça e o torso sigam o braço, sendo levados pelo ritmo da respiração, e faça uma torção suave na coluna (Figura 13). Muitos acham que ajuda deixar a perna de cima subir e se afastar da perna de baixo conforme o braço circula. Coloque uma almofada entre as pernas se isso o deixar mais confortável. Antes de mudar de lado, reserve alguns instantes para deitar de costas e sentir as diferentes sensações nos dois lados do corpo.

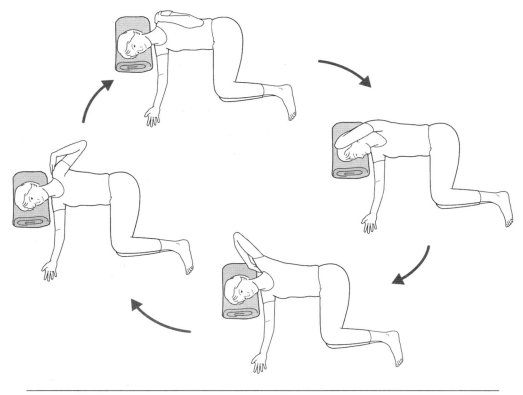

FIGURA 13

Esse movimento libera tensões e traz mobilidade e liberdade aos ombros. A torção suave da coluna também ajuda a liberar os músculos das costas e estimula os órgãos abdominais.

▸ **Torção suave da coluna**
Deite-se de costas com a cabeça apoiada, braços estendidos alinhados com os ombros, palma das mãos para cima e pés bem separados (Figura 14a). Coordene seus movimentos com a respiração, movimentando-se na expiração e fazendo uma pausa na inspiração. Lembre-se de empregar os músculos que dão estabilidade ao centro do corpo cada vez que se mover, contraindo suavemente o abdome e alongando a coluna para dar apoio à parte inferior das costas.

Expirando, leve as pernas suavemente para um lado. Mantenha assim até que uma inspiração surja naturalmente e, na expiração seguinte, traga as pernas de volta ao centro. Faça nova pausa e inspire. Na expiração seguinte, leve as pernas para o outro lado e pare, inspirando antes de retornar ao centro com a expiração seguinte. Prossiga, permitindo que o movimento seja conduzido pela respiração. Se sentir que a torção é intensa demais, coloque almofadas ao lado das pernas para que estas descansem sobre elas quando forem para o lado. Depois de um tempo, deixe que cabeça e pescoço se juntem à torção. Ao levar as pernas para um lado, gire suavemente a cabeça para o lado oposto (Figura 14b). Quando as pernas voltarem para o centro, traga a cabeça para o centro também. Após algum tempo, sustente cada lado por algumas respirações – ou mais, caso se sinta bem. Esse movimento libera e relaxa todo o corpo.

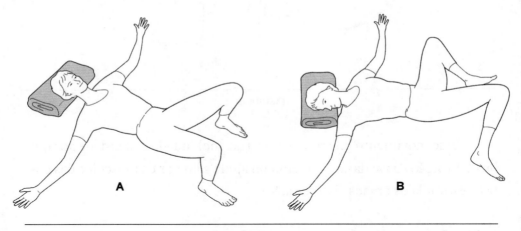

FIGURA 14

▶ Relaxamento para terminar

Aproxime cuidadosamente as coxas do peito (Figura 15a) antes de estender as pernas e *relaxar*. Coloque um rolo ou almofadas sob as pernas se isso for mais confortável (Figura 15b). Perceba as sensações no corpo e observe a qualidade e o movimento da respiração, bem como o fluxo de seus sentimentos e pensamentos.

VIVA BEM COM A DOR E A DOENÇA

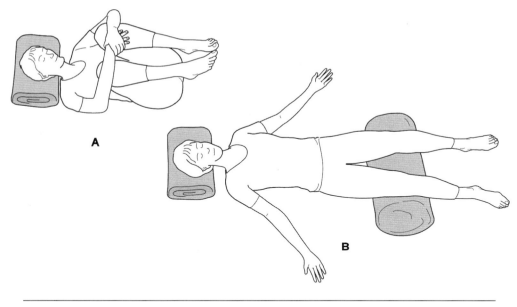

FIGURA 15

2. Movimentos na postura sentada

Esses movimentos podem ser feitos na posição sentada numa cadeira de espaldar reto; alguns também podem ser realizados na posição em pé com os pés afastados na largura dos quadris, mantendo os joelhos soltos. Os princípios de movimentar-se com a respiração ainda se aplicam. Relaxe o corpo com a gravidade e permita que ele seja sustentado pela terra. Se você estiver sentado, procure no Capítulo 12 a orientação de como manter a pelve estável e a coluna ereta na posição sentada (p. 168).

Sequência 1 – mãos e braços

▸ **Abrindo as mãos**

Essa é uma versão sentada de "Abrindo as mãos" (Figura 8). Se você estiver sentado, repouse o dorso das mãos levemente nas coxas (Figura 16a); se estiver em pé, solte os braços ao lado do corpo. Deixe-se ser conduzido pela respiração, abrindo e fechando uma mão de modo que o movimento reflita a expansão e diminuição da respiração (Figura 16b). Deixe que o movimento da mão seja guiado pelo ritmo natural da respiração. Repita com a outra mão e depois com ambas juntas.

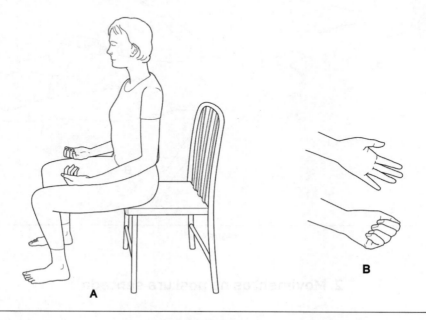

FIGURA 16

▸ **Mãos em prece**

Sentado ou em pé, leve as mãos à frente do peito com as palmas e os dedos levemente pressionados uns contra os outros (Figura 17a). Vire as mãos de um lado para o outro, sentindo o movimento nos punhos (Figura 17b). Depois de alguns ciclos, com as palmas unidas, erga o cotovelo da mão de cima conforme move as mãos para os lados, mantendo os ombros relaxados (Figura 17c). Deixe que as mãos se movam para os lados na expiração e retornem ao centro a cada inspiração.

Agora posicione os braços soltos ao lado do corpo, assegurando-se de manter a coluna ereta e a pelve numa posição neutra. Balance os braços levemente e relaxe dedos, mãos, punhos, cotovelos e ombros num movimento solto.

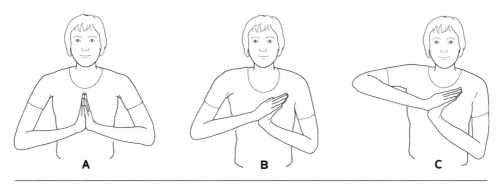

FIGURA 17

Sequência 2 – pés e pernas

Esses movimentos são feitos na posição sentada.

▸ **Deslizando o pé 1**

Com os pés apoiados no chão, repouse as mãos levemente nas coxas. Devagar, deslize um pé afastando-o da cadeira, mantendo calcanhar, planta do pé e dedos em contato com o chão (Figura 18). Você sentirá um alongamento na frente do tornozelo. Puxe a perna de volta e depois afaste a outra, deslizando-a; repita o movimento. Continue a alternar os deslizamentos, movendo-se com a respiração e mantendo-a relaxada. Assegure-se de não rolar a pelve para trás e relaxar a postura. Mova a perna estendida apenas quanto conseguir, mantendo a pelve neutra.

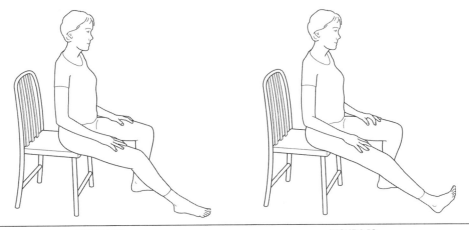

FIGURA 18 — FIGURA 19

▸ **Deslizando o pé 2**

As instruções são similares às anteriores, porém, à medida que deslizar o pé para fora, erga a planta do pé do chão, apoiando o peso no calcanhar. Dobre suavemente os dedos em direção ao joelho para flexionar o tornozelo (Figura 19).

▸ **Balanço do pé**

Agora, apoie o peso da perna estendida no calcanhar, mantendo o joelho solto e levemente flexionado. Balance suavemente os dedos de um lado para o outro, sentindo o movimento no tornozelo. Deixe a perna toda relaxar e balance um pouco de um lado para o outro, soltando os músculos a partir do quadril e seguindo o movimento do pé. Talvez seja interessante segurar levemente a lateral da cadeira para obter maior apoio (Figuras 20 a-c). Experimente movimentar-se junto com a respiração.

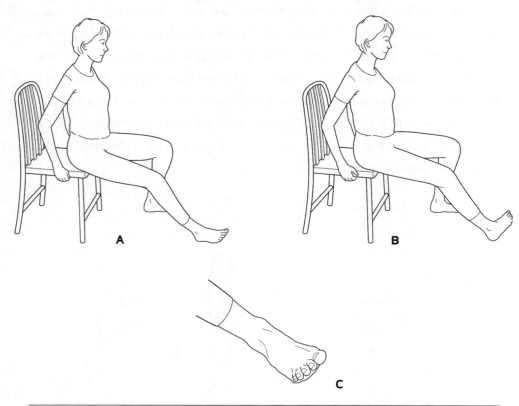

FIGURA 20

Sequência 3 – tronco, ombros e parte superior do corpo
▸ **Torção suave**

O movimento é feito na posição sentada. Sente-se na ponta da cadeira, de modo que a coluna fique ereta e mantenha suas curvas naturais. Para obter uma sensação de elevação através da coluna, coloque as mãos nas coxas e suavemente empurre-as para baixo, afastando o peito do umbigo (Figuras 21a e 21b). Tome cuidado para não forçar e se exceder, assegurando-se de manter os braços e os ombros soltos.

Com as pernas paralelas e afastadas na largura dos quadris, olhe para a frente e coloque uma das mãos por cima da outra no colo, mantendo os dedos relaxados (Figuras 21c e 21d). Mantenha a mão de baixo nessa posição e deslize a outra mão para um dos lados até que as pontas dos dedos apenas se toquem (Figura 21e). Conforme faz isso, gire todo o tronco na direção do movimento da mão. Você provavelmente girará cerca de 45 graus e sentirá uma leve torção da coluna (Figura 21f).

Volte à posição inicial e repita o movimento do outro lado. Faça esse movimento algumas vezes para cada lado, permitindo que o ritmo seja determinado pela respiração natural. À medida que girar o tronco, mantenha nariz, queixo e esterno alinhados, a fim de não exagerar a torção da coluna e do pescoço.

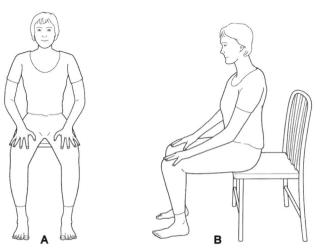

FIGURA 21 (continua...)

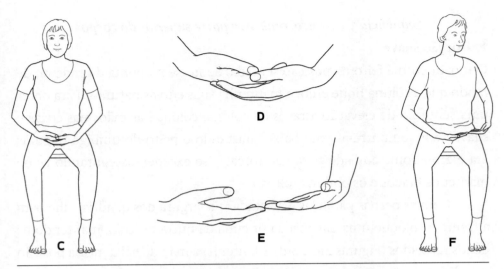

FIGURA 21

▸ **Rolamento dos ombros**

Se estiver sentado, pouse as mãos suavemente nas coxas; se estiver em pé, deixe os braços soltos ao lado do corpo. De modo delicado, erga um ombro na direção da orelha do mesmo lado (Figura 22a) e role-o para trás e para baixo, na direção das costas; a seguir, volte à posição inicial (Figura 22b). Continue a circular o ombro algumas vezes desse modo; a seguir, inverta a direção. Não force: os movimentos podem ser curtos e precisos. Repita do outro lado, depois circle os ombros juntos (Figuras 22c-e). Tome o cuidado de não inibir ou prender a respiração enquanto faz o movimento: procure trabalhar *com* a respiração. Faça uma pausa no final para sentir o efeito do movimento.

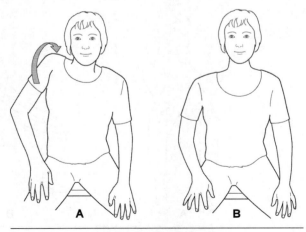

FIGURA 22 (continua...)

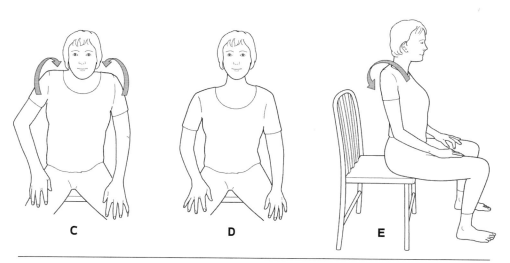

FIGURA 22

▸ **Círculos dos ombros**

Essa é uma versão sentada do "Círculo do relógio com o braço" (Figura 13). Coloque uma mão no ombro e movimente o cotovelo para a frente e para cima; continue a girá-lo em torno do ombro num círculo completo (Figuras 23 a-d). Se seu ombro estiver rígido ou machucado, faça um movimento menor num semicírculo, ou apenas trabalhe dentro dos seus limites. A qualidade de sua consciência é mais importante do que seu desempenho máximo. Repita algumas vezes, depois inverta a direção da rotação. Faça isso de cada lado e, depois, com ambos os lados juntos.

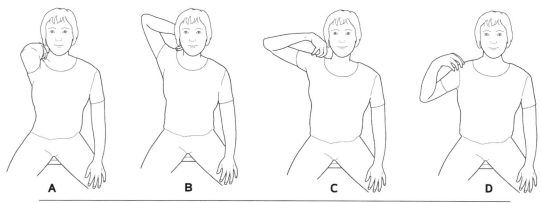

FIGURA 23

▶ **Braços que abraçam**

Inspirando, estenda os braços para os lados alinhados com os ombros, palmas viradas para a frente, mantendo os ombros relaxados (Figura 24a). Expirando, cruze os braços sobre o peito, abraçando a si mesmo (Figura 24b). Continue abrindo e fechando os braços dessa maneira, permitindo que o ritmo seja estabelecido pela respiração – você pode alternar os braços por cima. Conforme seus braços abrem, note que o peito se abre quando as escápulas tentam se tocar nas costas. Quando seus braços se cruzam, perceba que a parte superior das costas se amplia e se abre. Deixe o movimento massagear a coluna com suavidade.

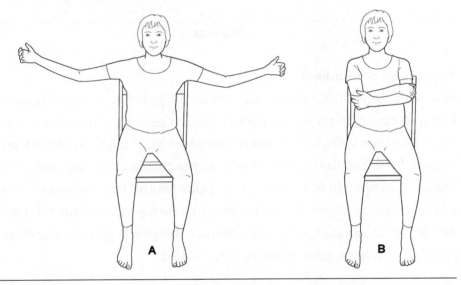

FIGURA 24

▶ **Despindo uma camiseta**

Comece com os braços soltos ao lado do corpo. Seguindo uma inspiração, estenda os braços até a linha dos ombros, palmas viradas para baixo (Figura 25a), mantendo os ombros relaxados. Expire e cruze os braços à frente do corpo (Figura 25b). Na próxima inspiração, imagine-se estar despindo uma camiseta, pegando-a com ambas as mãos e erguendo os braços cruzados acima da cabeça (Figura 25c). Na expiração, solte suavemente os braços ao lado do corpo, palmas viradas para baixo, voltando à posição inicial (Figura 25d).

Repita algumas vezes num ritmo fluente, sempre deixando a respiração natural determinar o tempo do movimento. Depois do último ciclo, sente-se em silêncio e balance dedos, mãos, punhos, cotovelos e ombros.

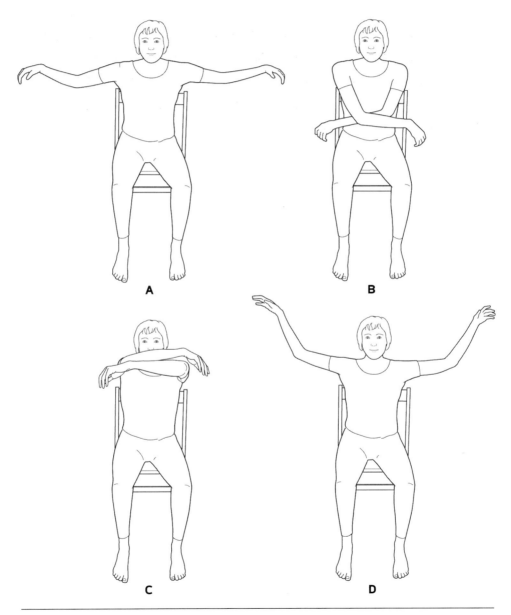

FIGURA 25

▸ Relaxamento para terminar

Termine deixando corpo e mente relaxar e voltar à quietude. Para isso, sente-se em silêncio com as mãos pousadas levemente nas coxas, ou em pé, com os joelhos soltos e os pés apoiados no chão. Talvez você prefira deitar no chão ou na cama. Dedique a si mesmo bastante tempo para absorver os efeitos dos movimentos. Perceba as diferentes sensações no corpo, observando a qualidade e o movimento da respiração à medida que ela balança suavemente seu corpo. Deixe que quaisquer pensamentos e sentimentos apareçam e desapareçam, assegurando-se de não ter pressa para passar para a próxima atividade do seu dia.

PARTE IV

▼

APRESENTANDO A MEDITAÇÃO

Eu lhe pergunto: no mundo todo
Qual é a coisa mais profunda
e mais maravilhosa?
Sente-se ereto e medite até o fim
Conforme medita, você descobrirá uma pista
E tudo se tornará naturalmente claro
Mantenha a concentração
não perca a oportunidade
Depois de algum tempo sua mente estará pura
a sua sabedoria correta.
Então você não terá de se enganar nunca mais

RYOKAN[73]

9. O que é meditação?

ATÉ AGORA, ESTE LIVRO ABORDOU as características da atenção plena, e, embora você possa intuir seu valor, ela geralmente não surge de forma espontânea. Nossa mente costuma estar plena de histórias e tagarelice sobre o passado e o futuro; nossa atenção perambula de uma experiência para outra. A atenção plena necessita ser conscientemente cultivada; a reeducação da maneira de nos relacionarmos com o que pensamos e sentimos exige disciplina e compromisso – é aqui que entra a prática sistemática e regular da meditação. As pessoas têm praticado meditação por milhares de anos e por muitas razões; mas, conforme é ensinado neste livro, o objetivo da meditação é simplesmente desenvolver a atenção plena e a gentileza. Os próximos capítulos trazem orientações para quem quer começar a meditar:

- ▶ O Capítulo 10 oferece recomendações sobre atitudes produtivas em relação à meditação.
- ▶ O Capítulo 11 aponta questões especiais para pessoas que meditam e têm dor crônica.

A Parte V explica como praticar a meditação e apresenta três práticas que são especialmente úteis àqueles que trabalham com dor, doença, fadiga e estresse:

- ▶ O Capítulo 12 mostra como encontrar uma postura de meditação benéfica – mesmo que você sofra de problemas de saúde ou incapacidade – escolhendo uma hora do dia para praticar, estabelecendo seu horário de prática e criando um ambiente de apoio.

- O Capítulo 13 enfoca a consciência corporal.
- O Capítulo 14 aborda a atenção plena na respiração.
- O Capítulo 15 trata da consciência amorosa.
- O Capítulo 16 oferece sugestões para que você trabalhe criativamente com seus pensamentos e emoções.

O que é meditação?

EXISTEM CENTENAS DE TIPOS DE MEDITAÇÃO, inclusive práticas que acalmam a mente por meio do foco num objeto, como a respiração natural. Algumas implicam a contemplação de Deus, do divino ou da realidade, ao passo que outras estão ligadas à visualização de formas e figuras simbólicas ou ao cultivo da benevolência. As pessoas geralmente acham que meditação significa "não pensar", mas algumas práticas de meditação utilizam o pensamento por meio da contemplação dirigida, enquanto outras pedem que tomemos consciência dos pensamentos conforme eles surgem e desaparecem, sem tanta identificação com seu conteúdo. Embora a meditação esteja associada às principais tradições espirituais, especialmente o budismo, no Ocidente ela foi recentemente adaptada a contextos seculares – inclusive no sistema de saúde.

As práticas meditativas aqui presentes têm uma estrutura simples, podendo ser aplicadas por qualquer pessoa, não obstante suas crenças religiosas e seu estado de saúde. Elas não demandam "controle mental" ou visualizações complicadas – são simplesmente um treinamento para nos tornarmos mais conscientes da experiência conforme ela acontece, com uma atitude gentil, calorosa e interessada. Isso conduz a escolhas e nos liberta de sermos vítimas dos impulsos e hábitos.

Você pode fazer essas práticas – sentado ou deitado – em qualquer lugar, inclusive no hospital. Quando eu me recuperava de uma cirurgia há alguns anos, coloquei na mala meu aparelho de som e pratiquei as três principais meditações apresentadas neste livro (veja p. 140-1) em momentos diferentes. Isso fez uma grande diferença para minha experiência mental e emocional, mesmo quando eu sentia dores intensas e estava parcialmente paralisada e impedida de sair da cama.

Esse tipo de treino traz uma estabilidade emocional que torna possível a experiência plena de emoções intensas enquanto mantemos a capacidade de avaliá-las; nesse processo, surgem a totalidade e a integração. Sem dúvida, isso é difícil para a maioria de nós, especialmente quando lidamos com dor forte ou doenças. A meditação regular por meio desses métodos pode ocasionar tremenda confiança, força e empatia – em cada sessão de meditação e em toda a sua vida.

A meditação no sistema de saúde ocidental

CADA VEZ MAIS A MEDITAÇÃO VEM SENDO vista como boa medicina. Ela é usada em muitos hospitais e clínicas nos Estados Unidos e inúmeras pesquisas demonstram sua eficácia.[74] Estudos de pessoas com dor crônica revelam que a atenção plena reduz o nível de dor relatado por elas e melhora outros sintomas clínicos e psicológicos.[75] Nossa pesquisa em Breathworks mostra melhoria em todas as áreas analisadas: experiência de dor, qualidade de vida, depressão, tendência de sempre pensar o pior, capacidade de controlar e diminuir a experiência de dor e confiança na atividade apesar da dor. O programa Breathworks permite à maioria das pessoas aceitar melhor sua dor, melhora a capacidade de avaliar uma situação, aumenta a consciência da beleza e gentileza em relação a si próprio e aos outros, além de trazer uma sensação de escolha, especialmente em reação a experiências desagradáveis.[76]

A atenção plena também ajuda pessoas com câncer, doença cardíaca[77], depressão, ansiedade, compulsão alimentar[78] e hipertensão[79]. Um estudo recente usando imagens cerebrais mostrou que a meditação aumentou os anticorpos, sugerindo que ela fortalece o sistema imune.[80] Ela também aumenta a atividade do hemisfério esquerdo do cérebro, que é associada a estados emocionais positivos.

Um relatório de 1995 sobre medicina alternativa para o National Institute of Health (EUA), o qual avaliou os dados, concluiu: "a meditação e formas semelhantes de relaxamento podem conduzir a uma saúde melhor, maior qualidade de vida e menores custos com saúde ... [por mostrar] como viver em uma sociedade cada vez mais complexa e estressante, enquanto ajuda a preservar a saúde nesse processo"[81].

Meditação como educação para a vida

A prática da meditação não é um fim em si mesmo – o objetivo não é simplesmente ter "boas meditações", mas aprender a ficar mais atento e amável, de modo que seja possível levar essas qualidades para a vida diária. Isso pode acarretar uma melhora enorme em seu comportamento e nas suas relações com as outras pessoas e torná-lo uma influência positiva no mundo. Uma amiga me disse que a meditação a transformou numa pessoa mais confiável, com quem os outros se sentiam mais seguros. Ela é muito séria acerca das influências que deseja exercer no mundo e, por esse motivo, atribui grande importância à sua prática de meditação. Assim como os médicos fazem o Juramento de Hipócrates de "não causar dano", você pode assumir responsabilidade pelas suas emoções destrutivas quando elas surgem e tentar não causar danos reagindo cegamente aos outros.

O treinamento da meditação costuma ser referido como "prática", da mesma forma que um músico pratica as escalas musicais ou um atleta treina o corpo. A prática não só o transformará num hábil meditador como lhe permitirá se tornar um ser humano emocionalmente saudável, cuja vida inclui escolhas, iniciativa, amabilidade e sabedoria. A melhor maneira de dizer se sua prática meditativa é eficaz é observar o seu comportamento *fora* da meditação.

Costumo descrever a meditação como "o laboratório do eu". Você reserva um tempo sem interrupções, encontra um local calmo e silencioso, estabelece uma postura física relaxada, porém vigilante, e fecha os olhos. Agindo assim, você acalma os sentidos externos e deixa seu corpo imóvel; isso lhe dará a chance de ir mais devagar e voltar a atenção para dentro, num espírito de investigação e receptividade. Você poderá então entrar em contato direto com o coração e a mente e descobrir o que de fato está acontecendo – exatamente como um cientista olhando através de um microscópio ou um escultor entrando em contato com o material bruto para transformá-lo num lindo artefato.

A abordagem Breathworks de meditação

As meditações apresentadas aqui foram escolhidas com cuidado. Elas são acessíveis para aqueles que lidam com dor, doenças e estresse, e oferecem uma perspectiva equilibrada para desenvolver a consciência e a amorosidade. As três se complementam e incrementam mutuamente. Cada prática será descrita em detalhes, mas por ora segue uma breve visão geral de como elas se entrosam.

1. Consciência corporal

A primeira prática que sugiro que você aprenda é a consciência corporal (descrita no Capítulo 13). Trata-se de uma maneira suave de aprender a estar presente tanto no corpo como no momento. Em geral, ela é praticada na posição deitada e você pode usar a respiração para aceitar as áreas de dor e tensão e abandonar a resistência. A consciência corporal também nos ajuda a aprender a prestar atenção em uma coisa de cada vez, conforme repousamos a atenção profundamente em cada parte do corpo.

2. Atenção plena na respiração

Agora, sugiro que você passe para a atenção plena na respiração (descrita no Capítulo 14), que é levemente mais sutil. Popular há milhares de anos, provavelmente devido à sua simplicidade e a seus profundos benefícios, é amplamente praticada. Observar a respiração fixa a sua atenção no corpo, o que lhe permite manter sua experiência dentro de uma ampla consciência, notando pensamentos, sensações e emoções à medida que eles surgem e desaparecem. Essa consciência nem suprime o que está acontecendo (por exemplo, sensações de dor, doença, fadiga ou estresse) nem se identifica de modo exagerado com isso.

3. Consciência amorosa

Em muitos aspectos, a consciência amorosa (descrita no Capítulo 15) está no centro da abordagem Breathworks de meditação. Ela se baseia na conexão com o corpo e a respiração desenvolvida nas outras práticas, mas permite que sua atenção contemple também um sentimento de empatia pelos outros.

As três portas de acesso

As três práticas oferecem direções levemente diferentes para o objetivo compartilhado de desenvolver a consciência e a gentileza. Imagine uma casa grande e arejada em cujo centro se encontra uma sala tranquila, impregnada com essas belas qualidades. Para entrar na sala você pode passar por uma das três portas de acesso, que têm cores e formas levemente diferentes. A porta da consciência corporal é ligada à terra e enraizada – levemente abaixo do nível do chão, você precisa descer para passar por ela. Essa porta requer um passo lento e comedido, que lhe permite perceber como seu corpo se sente. Já a porta da atenção plena na respiração é pintada de azul-celeste e movida pela brisa, reagindo à atmosfera dentro e fora da sala. A porta da consciência amorosa é vermelho-escura e há outras pessoas passando por ela ao seu lado. É impossível atravessá-la sem estar consciente da inter-relação e interconexão; porém, não existe um sentimento de pressa.

"Parar" e "ver"

CADA UMA DESSAS PRÁTICAS CARREGA as dimensões de "parar" – acalmar ou apaziguar a mente – e "ver", que traz discernimento quanto à natureza da própria experiência, permitindo a você relacionar-se com a vida de uma perspectiva mais fluida, ampla e estável.

Parar ou acalmar

Atenção, foco e concentração são os fundamentos da meditação. O processo de se acalmar é às vezes descrito como "parar", porque se aprende a evitar a divagação infeliz da mente e tornar-se mais calmo e desperto. É difícil refletir sobre as suas circunstâncias e aprender maneiras criativas de reagir se a mente está vagando feito um animal selvagem. Portanto, o primeiro passo é pacificá-la por meio de exercícios simples de prestar atenção em uma coisa de cada vez: nas partes do corpo na consciência corporal, na contagem das respirações na consciência na respiração ou nas sensações agradáveis ou desagradáveis na prática de consciência amorosa. Se você concentrar as energias mentais e emocionais num raio claramente definido de atenção, emergirá de um estado nebuloso e difuso e passará para outro luminoso e claro.

Ver

A segunda habilidade é focar a atenção para discernir o verdadeiro caráter de sua experiência. Às vezes, isso é descrito como "ver" ou "ver a natureza das coisas". Isso significa aprender a perceber diretamente sua experiência de momento a momento como um *processo*, em vez de ficar preso no *conteúdo.* Conforme eu já disse, se você examinar a experiência que chama de "dor", descobrirá que ela é um fluxo de sensações e reações em constante mudança, e não uma "coisa" fixa ou dura. Ao perceber a dor dessa maneira, você poderá ficar interessado nas características das sensações e não nas histórias que conta a si mesmo acerca dela – as quais costumam ser distorcidas pelo medo, pela ansiedade e pelo desespero.

Essa atitude fluida e criativa pode transformar a experiência que você tem de si mesmo e alterar radicalmente as suas percepções acerca dos outros e do mundo à sua volta. Você se sente parte do fluxo da vida, em vez de separado e isolado; você para de se identificar com as ondas encrespadas na superfície do oceano, açoitado por tempestades passageiras. Sua consciência desce até as profundezas e você vê as ondas agitadas da perspectiva calma e estável do próprio oceano. A experiência é a mesma, mas de alguma maneira você a encara de um jeito totalmente novo.

Isso sugere outra importante dimensão de "ver". Você não apenas se relacionará com sua experiência de uma perspectiva mais ampla e profunda, como também a meditação se tornará um treinamento de compaixão e interconexão. À medida que você se familiariza com as nuanças de sua experiência, também descobre o que significa ser humano. Seja qual for sua experiência, você tem certeza de que alguém mais está passando por algo semelhante neste exato momento. Embora as particularidades de sua experiência sejam únicas, a condição humana é comum a todos. Todos queremos ser felizes e evitar o sofrimento; todos tentamos evitar o que é desagradável e prolongar o agradável; conhecemos a sensação de "certeza" que surge quando relaxamos num sentimento de harmonia com o modo como as coisas são.

A professora budista Pema Chödrön diz: "Quando estiver feliz, pense nos outros; quando sentir dor, pense nos outros". Qualquer que seja sua experiência, ela pode ser um momento de conexão e empatia. Quanto mais você se voltar para sua experiência na meditação e conhecer a si mesmo com amorosidade e lucidez, mais se sentirá mergulhando nas particularidades de sua experiência pessoal e tocando o universal. A prática da meditação não apenas transforma sua relação com a dor e a doença, mas também o torna uma força mais atenciosa e gentil para o bem.

10. Atitudes que ajudam

Basta. Essas poucas palavras bastam.
Se não essas palavras, essa respiração.
Se não essa respiração, apenas sentar aqui.

Essa abertura para a vida
que temos recusado
repetidas vezes
até agora.

Até agora.

DAVID WHYTE[82]

A MEDITAÇÃO É UMA OPORTUNIDADE, mas também um desafio. Já expliquei como a meditação pode ajudar, mas às vezes ela parece uma luta. Os pensamentos e sentimentos parecem ter vida própria, e talvez você perceba que a meditação é continuamente sequestrada por hábitos compulsivos de pensamento e emoções perturbadoras. Se você vive com dor e doença, talvez sinta que a sua experiência do corpo interfere de forma obstinada na tranquilidade pela qual você anseia. Antes de se dar conta, você é tomado por dúvidas e desalento e começa a pensar: "Eu não consigo meditar". A meditação pode se tornar mais uma fonte de fracasso numa vida já povoada de dificuldades.

Neste capítulo, sugiro uma atitude mais produtiva perante a meditação que não tem relação com fracasso e sucesso. Também dou dicas simples para lidar com dificuldades comuns.

Ser humano, não um "fazedor" contumaz[83]

O que estou querendo dizer foi expresso maravilhosamente por Sheila:

> No espaço de dois anos, tive um tumor cerebral, outro na medula espinhal, osteoporose e doença degenerativa do pulmão. Eu, que trabalhava ativamente em período integral e tinha muitos *hobbies*, fiquei impedida de sair de casa, passando a tomar grandes doses de morfina para controlar a dor. Mas a coisa mais difícil é a imensa fadiga provocada pelo tumor cerebral. Eu sempre fui "elétrica", correndo de uma tarefa para outra. A lista de coisas a fazer que estipulo para mim mesma a cada dia é espantosa – e, conforme me dou conta, completamente impraticável para alguém como eu, que está doente. Empenho-me loucamente em poucas tarefas da lista e fico ainda mais frustrada com o que não consegui fazer. Eu esperava que o curso de Breathworks apenas me ajudasse a lidar com a dor, mas ele está mudando minha maneira de encarar a vida. Estou descobrindo que preciso desenvolver outras formas de viver e olhar para aquilo que faz a vida valer a pena, e não para o número de tarefas que termino.
>
> Esta semana meu orientador pediu-me para espaçar mais minhas atividades. Estou aprendendo que é possível me sentir amada e apoiada pelo que SOU, não pelo que posso FAZER. Estou aprendendo, pela primeira vez em minha vida, que sou um *ser humano* e não uma *fazedora contumaz*!

Tornar-se um "ser humano" em vez de um "fazedor contumaz" é um modo maravilhoso de descrever o senso de espaço adquirido por meio da meditação. Embora Sheila tenha graves dificuldades físicas, ela está enfrentando suas limitações e tendências com dignidade e aprendendo um jeito diferente de ser.

Talvez seja possível correr de uma coisa para outra quando estamos em forma e saudáveis, mas essa é uma receita para a autodestruição quando o corpo está doente ou cansado. Ainda que você adote a meditação, existe o perigo – que Sheila evitou, mas afeta muitas pessoas – de transferir os hábitos de "fazer" para a própria meditação. Esta se torna mais uma coisa em que devemos ter sucesso. É normal querermos que a meditação seja agradável e até mesmo plena de bem-aventurança, mas para aqueles que enfrentam dor crônica ela pode se tornar outra maneira de tentar escapar da situação. No entanto, não se trata de manipular a vida para que ela se ajuste aos nossos termos, ou de eliminar as experiências dolorosas. Assim, como mudar esses hábitos e atitudes arraigados tão familiares que geralmente nem são percebidos por nós?

A atenção plena ajuda na mudança de hábitos prejudiciais porque requer envolvimento com a experiência no momento, tal como se apresenta. Essa experiência abarca qualquer sofrimento "primário", seja dor no corpo, fadiga ou outro fator de estresse e ansiedade. O ato de amenizar sua reação à experiência pode melhorá-la de forma impressionante – às vezes diminuindo a dor, por exemplo. Mas você precisa fazer as pazes com qualquer dor ou dificuldade residual ficando na experiência do momento, seja qual for seu conteúdo, e a meditação é o espaço no qual você pode aprender a fazer isso.

Quando não notamos o reflexo de resistência a qualquer experiência que nos cause aversão, tentamos bloquear a dor buscando distrações compulsivamente ou cedendo a ela. Em ambos os casos, viveremos de maneira reativa (e não criativa) e os momentos, dias, meses e anos passarão imersos em muito sofrimento.

Aceitando com coragem a totalidade de sua experiência na meditação, você aprende a viver *com* as suas circunstâncias e não *contra* elas. Se você levar essa atitude para sua meditação, aos poucos passará de um estado de inquietude e distração para outro de sinceridade, iniciativa e escolha. Será possível contatar uma sensação de espaço interno e profunda estabilidade no corpo que é inabalável, não importa o que aconteça. O bambu é um símbolo tradicional desse tipo de estabilidade e flexibilidade. Seu caule se dobra com o vento, mas nunca se quebra e permanece enraizado na terra – forte, não obstante flexível e aberto.

Se durante a meditação você conseguir incluir as sensações dolorosas presentes em sua consciência, descobrirá que elas são apenas um aspecto do fluxo da vida. Será possível ver com mais profundidade a própria vida e como as coisas são para todos nós. Imagine sua vida como uma garrafa com água escura e continuamente agitada, de modo que a água está sempre turva. Quando você medita, a água se acalma e clareia à medida que o sedimento naturalmente afunda. Assim como a água fica naturalmente límpida se não for agitada, você talvez descubra que sua mente e seu coração desejam sossegar se você lhes der uma chance. Pode ser um grande alívio parar de correr para lá e para cá, resistir e evitar estar com você mesmo e, em vez disso, repousar silenciosamente no momento. Isso traz estabilidade e força, mesmo que você conviva com dor ou dificuldades.

A mais bela expressão que conheço para descrever o estado meditativo é *equanimidade.* Esse é o treinamento central da meditação da atenção plena. Cultiva-se um estado de corpo, coração e mente que é gentil, sensível e, ao mesmo tempo, vibrante e vivo. Decerto, a mente divagará em pensamentos de um tipo ou de outro, dentro da meditação e na vida diária – essa é a sua natureza –, mas atenção plena significa perceber isso e voltar para a equanimidade e o repouso inúmeras vezes.

Imagine um lago imóvel à noite, cuja superfície reflete perfeitamente a lua cheia. A água é imperturbável, assim como a lua nela refletida. Uma mente clara em meditação é como a água do lago. A mente que se parece com um espelho é sábia e profunda. Ela não distorce fatos e experiências, mas reflete-os exatamente como se apresentam, sem perturbação ou deturpação.

Três qualidades essenciais: intenção, atenção e interesse

1. Intenção

Quando participei de um *workshop* com Jon Kabat-Zinn, alguns anos atrás, ele começou pedindo para sentarmos em silêncio e perguntarmos a nós mesmos: "Por que eu estou aqui?" Todos nós havíamos pagado e algumas pessoas viajaram meio mundo para participar, mas fazer aquela pergunta ajudou-nos a nos conectar de modo mais consciente com nosso propósito. Sem isso, talvez tivéssemos sido levados pelas circunstâncias do evento.

O mesmo se aplica a cada sessão de meditação. Uma vez que você se fixa na postura, é interessante envolver-se conscientemente com seu propósito. Isso o ajuda a ficar focado na prática e envolvido com ela. Você pode perguntar: "Por que estou meditando? O que espero ganhar com essa sessão? Por que quero ficar mais consciente?" As respostas provavelmente estarão ligadas a suas motivações centrais e a seus valores mais profundos. Por exemplo, caso você esteja vivendo com dor, sua intenção talvez seja parar de fugir dela e cultivar uma atenção ampla e estável, introduzindo a possibilidade de escolha em situações normalmente determinadas por reações e hábitos.

Talvez você se envolva com seu propósito de maneira não verbal. Quando medito, chega um momento em que pareço ter "aterrissado" e de repente me sinto envolvida por minha experiência e interessada nela. É como se um tipo de memória física da meditação fosse evocada após certo tempo na postura – e eu entro novamente em contato com minhas motivações mais profundas e com os benefícios que recebi da meditação. Isso só acontece se me lembro de ser gentil, então a memória emerge naturalmente em minha experiência.

2. Atenção

Se sua intenção é o contexto de sua meditação, a tarefa dentro de cada sessão é estar claramente consciente do que está acontecendo, sem repelir os aspectos da experiência de que você não gosta nem se apegar àqueles de que gosta. Assim, embora você almeje determinado resultado, o objetivo é também estar aberto para sua experiência tal como ela é. Isso é às vezes chamado "o paradoxo da mudança"[84].

▸ **O paradoxo da mudança**

Se seu objetivo for reagir à dor com mais amabilidade e escolha, é improvável que você o atinja ignorando como você realmente se sente. É mais provável que você atinja esse objetivo se se responsabilizar agora mesmo por seus estados mentais e emocionais. Encontrar uma reação criativa no presente estabelece condições para o momento seguinte. Se você descobrir essas reações de forma contínua, a paz surgirá naturalmente. Em outras palavras, a única maneira de alcançar seus objetivos futuros é viver plena e criativamente no presente. O melhor modo de passar de A para B é realmente estar em A.

Uma experiência ilustra isso. Certa manhã, quando me sentei para meditar, eu estava com dor nas costas e no pescoço, além de náuseas. Relutei em fazer meditação, mas sabia que me faria bem estabilizar-me em minha experiência. Sentada já há algum tempo, percebi que eu meditava para me sentir melhor e a tensão no meu corpo provinha de desejar isso. Ficou claro que eu não estava sendo amável com minha experiência, portanto estabeleci a atenção no corpo e tive uma agradável sensação de repouso. O anseio de que minha experiência fosse diferente desapareceu. Quando a sessão de meditação terminou, pude retomar tranquilamente as atividades, vivendo um momento de cada vez ao longo do dia. Abrir mão das expectativas durante a meditação fez que uma consciência amorosa e atenta entrasse em meu dia, e eu me envolvesse com as atividades sem ansiedade.

▸ **Ser e fazer e o esforço equilibrado**

Um paradoxo semelhante refere-se ao esforço e ao não esforço, ou a "ser e fazer". Como escreveu Sheila, a meditação e a atenção plena permitem que nos tornemos seres humanos, e não fazedores contumazes. Mas certamente algum esforço é necessário! Não basta só deitar, desistir de todo esforço e apenas "ser". Aqueles que vivem com corpos doloridos provavelmente nunca mais se levantariam!

Decidir meditar, estabelecer uma postura e voltar a atenção para seu objeto de meditação, tal como o corpo e a respiração, tudo isso demanda esforço. Mas esse esforço serve para estar presente em sua experiência. Você poderia descrevê-lo como "fazer" por amor ao "ser". O esforço de que precisamos na meditação é sensível e receptivo, como o esforço de escutar em contraposição àquele de gritar.

O *esforço equilibrado* evita tanto o empenho vigoroso como a passividade. É o esforço de uma águia que paira no ar, perfeitamente equilibrada e estável nas correntes termais e, apesar disso, totalmente vigilante. É o esforço necessário para cortar um pão saído do forno com uma faca afiada: se exercermos muita pressão, o pão vai se esmigalhar, mas se não exercermos pressão suficiente não conseguiremos fatiá-lo. Você pode fazer experiências de esforço equilibrado quando abrir portas ou dirigir um carro. Qual é a quantidade certa de esforço para que você não agarre a maçaneta ou o volante, mas abra a porta com graciosidade ou segure a direção com um leve toque sensível? De maneira semelhante, na meditação é preciso fazer esforço suficiente para permanecer envolvido com a prática, mas também é preciso ser receptivo à própria experiência.

Os paradoxos de fazer esforço a serviço da ausência de esforço e de "fazer" a serviço do "ser" sugerem a mágica da atenção plena. Geralmente, fazer brilhar a luz da atenção plena em uma experiência é tudo de que você precisa para efetuar a mudança. Se tiver clareza acerca de sua intenção e de seus valores, assim que você perceber o que está acontecendo, sua reação emocional e mental natural será modelada por essas intenções.

▸ **Intenção e atenção**

Em outras palavras, se você tiver clareza acerca de sua *intenção* e de seus valores e também prestar *atenção* em sua experiência em cada momento, o futuro naturalmente cuidará de si mesmo. Por exemplo, se perceber que está ansioso, tire um momento para examinar o que está causando isso. Talvez você perceba que se sente contraído, preso e passivo. A arte da atenção plena é perceber esses estados sem reagir a eles de forma automática.

Ao notar a brecha entre a sua intenção, digamos, de viver com iniciativa e escolha e a sua experiência de sentir-se preso e passivo, sua experiência naturalmente se suavizará – se você não julgar a si mesmo com severidade. Assim que você fizer brilhar a luz da consciência em sua experiência, poderá repousar no momento presente e se reconectar com a perspectiva mais ampla da sua *intenção* de se mover em direção à liberdade.

3. Interesse

A atenção e a intenção dependem de outra qualidade: o interesse. Você descobrirá que é impossível prestar atenção se estiver interessado mais em suas fantasias e distrações do que no seu objeto de meditação – e várias horas podem se passar enquanto a mente divaga sem objetivo de um pensamento para outro.

▸ **Interesse no objeto de meditação**

Não é de surpreender que, para muitos de nós, seja difícil manter o interesse em alguma coisa tão sutil como a respiração ou as sensações do corpo, dado o tempo que passamos estimulados por interesses externos – como assistir à TV, ler, navegar na internet, conversar, ir ao cinema, fazer compras, e assim por diante. Não há nada de errado com essas coisas em si mesmas, mas o bombardeio de estímulos pode tornar difícil nos acalmarmos para ficarmos sensíveis à experiência interna. Assim, uma pergunta importante quando se está aprendendo a meditar é: "Como posso me interessar pelo objeto de meditação?"

Em certas sessões de meditação pode parecer impossível alcançar um estado calmo e, às vezes, tentamos compensar e focar de modo demasiado rígido, como se nossa mente estivesse dominando o objeto de meditação. Se isso acontecer, não se preocupe. Por mais que a mente divague, sempre surgem momentos em que você *percebe* que seu interesse está se desviando. Quando você se lembra de voltar à respiração, ao corpo ou ao estágio presente da prática da consciência amorosa, seu interesse e atenção são envolvidos, mesmo que só por um momento. Para a maioria de nós, o processo de apanhar a mente e chamá-la de volta é a maneira como a meditação geralmente prossegue.

A Figura 26 mostra esse processo num gráfico temporal de uma sessão de meditação.[85]

Às vezes, parece impossível permanecer com o objeto de meditação – talvez você se sinta sobrecarregado por sua experiência mental, emocional ou física. Nesses momentos, entramos numa batalha exaustiva contra nós mesmos. Em vez de chamarmos a mente de volta com amabilidade, assim que notamos uma distração empurramos a mente de volta para o objeto de meditação, antes que a distração sobrevenha novamente. Sem dúvida, essa não é uma maneira produtiva de meditar e, às vezes, é melhor trabalhar *com* o poder da mente do que se opor a ele.

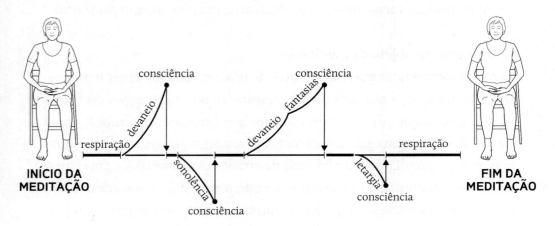

FIGURA 26 | Experiência típica no decorrer de uma sessão de meditação. A linha horizontal representa o objeto da atenção, por exemplo a respiração. As partes em negrito representam períodos de manutenção da consciência na respiração, quando chamamos a mente de volta da divagação.

▸ A paciência doma o cavalo selvagem

Nossos esforços de arrastar a mente à força para seu objeto de concentração são como os métodos de um treinador que doma um cavalo selvagem puxando violentamente o cabresto e a embocadura até que o animal se submeta. Isso funciona de certa maneira, mas o cavalo domado provavelmente ficará taciturno e desconfiado. Se você fizer algo semelhante na meditação, poderá terminar com uma mente taciturna, desconfiada e triste à espreita da respiração, em vez de uma mente relaxada e confiante que aprecia a experiência de respirar.

Uma abordagem mais amável é evocada de modo maravilhoso num relato de Monty Roberts, um "encantador de cavalos" – alguém que treina animais selvagens ficando em sintonia com a linguagem deles – que domou um potro selvagem nas grandes planícies do Meio-Oeste americano.[86]

O potro bravo era forte, e se Monty houvesse usado força teria sido uma batalha impossível. Em vez disso, Monty o deixou correr e seguiu atrás, em seu próprio cavalo, para onde quer que fosse o potro, numa corrida selvagem que durou mais de um dia. Finalmente, o potro reduziu a velocidade e reconheceu a presença dele. Nesse ponto, Monty parou a perseguição e marchou na direção oposta; então, o animal o seguiu por curiosidade, sem ser forçado. Em trinta e seis horas, ele conquistou a confiança do potro e depois de algum tempo um cavaleiro montava em seu dorso.

Essa é uma bela analogia para o trabalho com a mente quando ela se comporta como um potro selvagem. Se você tentar forçá-la a parar, ela vai resistir e espernear, deixando-o exausto com a luta. Mas se você permitir que a mente vague ela se acalmará por iniciativa própria. Ela só luta porque você se opõe a ela. Se você for paciente, a mente ficará curiosa com o objeto de concentração, feito o potro quando se voltou para seguir o cavaleiro.

Meu colega Sona descreve como usou uma vez essa abordagem na prática de consciência amorosa. Em vez de sentir uma agradável conexão com as pessoas nos diferentes estágios da prática, ele ficava irritado! Em vez de tentar acabar com a irritação e voltar a fazer o que achava que *deveria* estar fazendo, ele permitiu que a irritação se tornasse parte de sua experiência, conforme inspirava e expirava. Sona apenas se sentou: inspirando com a irritação, expirando com a irritação, sem julgar que estivesse fracassando na prática. Rapidamente a irritação diminuiu e ele sentiu uma conexão mais autêntica com as outras pessoas. Inicialmente, a irritação foi o alvo de seu interesse, no lugar da prática de consciência amorosa. Por aceitá-la, a tensão que a produziu gentilmente se dissolveu e sua intenção subjacente de desenvolver a amabilidade se apresentou.

Em outro momento, enquanto supostamente fazia uma sessão de consciência na respiração, na verdade, navegava mentalmente na Suécia, onde havia morado. Ao perceber que estava mais interessado na fantasia de navegação do que na respiração, Sona decidiu colocar a consciência na respiração *dentro* de sua fantasia. Ele imaginou que inspirava e expirava conforme navegava. Logo a fantasia perdeu a importância e Sona foi capaz de orientar gentilmente seu interesse de volta para a respiração no corpo.

O interesse não é algo que se possa forçar. É necessário influenciar e encorajar a mente a fazer uma conexão com o objeto de concentração, talvez notando onde se encontra o interesse da mente no presente e usando isso como uma ponte para a meditação. Você precisa da sensibilidade de um encantador de cavalos à medida que começa a conhecer o funcionamento de sua mente, o que desperta seu interesse e como ela pode ser orientada em direção à paz. Outra maneira de descrever isso é desenvolvendo uma "perseverança sábia", ao lembrar a si mesmo de estar consciente.[87]

Outras dicas para a meditação

1. Plantando sementes

É comum nos preocuparmos excessivamente com resultados imediatos e desistir quando eles não aparecem. Portanto, é bom adotarmos uma perspectiva de longo prazo em relação à prática de meditação. Nossa vida é afetada por muitas coisas sobre as quais temos pouco domínio. Um parente morre e você afunda na dor, um prazo no trabalho cria ansiedade e você não consegue se estabilizar na meditação. Talvez você pegue uma gripe, não consiga meditar por alguns dias e, ao voltar, perceba que perdeu o impulso inicial. Essas coisas fazem parte da vida, mas, de algum modo, você precisa percorrer os altos e baixos sem desistir.

Sempre que medita, você planta sementes. Quando um agricultor faz isso, ele acredita que as colheitas germinarão e crescerão. É preciso crer que, com o tempo, a meditação produzirá mais consciência e iniciativa. Jon Kabat-Zinn fala assim da prática da atenção plena: "Você não precisa gostar dela, apenas tem de realizá-la". Esse é um bom conselho. Se você, sem querer, se puser a avaliar se uma sessão individual foi "boa" ou "má", poderá perder a perspectiva mais ampla. Não obstante o que possa sentir, você deve praticar dia após dia, plantando as sementes da atenção plena. Quando quero avaliar os benefícios de minha prática, olho para trás, para os últimos seis meses ou mais. Com essa perspectiva, consigo ver se estou mais consciente e feliz, mesmo que haja muitas vicissitudes no decorrer do caminho.

2. Estabelecendo condições favoráveis

Sona costuma dizer que quem acha a meditação difícil e é incomodado pelas distrações precisa olhar para toda sua vida, não apenas para a meditação. A qualidade da sua meditação será afetada pelas atividades do cotidiano. Se você passa o dia todo correndo de uma coisa para outra, provavelmente achará difícil se envolver com a meditação ao anoitecer. Se você se levanta da cama de manhã e tenta meditar imediatamente, antes de despertar de maneira adequada, é possível que sua meditação seja morosa e sonolenta. Quando você é rude e indelicado consigo e com os outros, talvez não possa fazer a prática da consciência amorosa. Se você ingere medicamentos antes do café da manhã, é possível que sinta náuseas e confusão.

Essas coisas podem parecer óbvias, mas é surpreendente que pouca atenção seja dedicada, até mesmo pelos meditadores experientes, à criação de condições propícias para a atenção plena. Se você conseguir compassar suas atividades no decorrer do dia, mantendo-se saudável e fazendo exercícios tanto quanto possível, alimentando-se bem e dormindo o suficiente, então será mais fácil meditar (veja também o Capítulo 17).

3. Mente de principiante

Uma das grandes ciladas na meditação é criar expectativas com base na experiência passada. Por exemplo, na meditação de ontem, o ato de pousar a atenção nas sensações do abdome, no quarto estágio da atenção plena na respiração, pode ter sido útil. Sem realmente pensar sobre isso, você faz a mesma coisa hoje, mas dessa vez a experiência parece meio enfadonha e insípida. Você poderia ter dirigido a atenção para uma parte mais alta do corpo, caso tivesse examinado como estava se sentindo no início da prática.

Se você mantiver o frescor e a curiosidade de um iniciante em cada sessão, mesmo sendo um meditador de longa data, a prática permanecerá criativa e interessante. A tradição zen-budista tem uma expressão maravilhosa para essa consciência fresca e inocente: *mente de principiante* – e essa atitude também mantém você humilde e pronto para aprender. Como disse uma vez o professor zen Shunryu Suzuki: "Na mente do principiante há muitas possibilidades, mas na do especialista há poucas".

4. Atitude lúdica

A mente de principiante adota uma atitude lúdica e aventureira durante a meditação. As práticas citadas neste livro têm estrutura definida, mas ainda assim você pode ser criativo em sua abordagem e aberto à sua experiência. Se perceber um aumento de tensão, você poderá expandir seu foco e abrir-se para experiências mais leves e sutis. Se notar que os pensamentos estão divagando, talvez seja necessário estabilizar sua atenção, focando-a numa parte mais baixa do corpo. Você pode fazer ajustes como esses com uma atitude leve e lúdica, em vez de julgar se está "fazendo certo". Ninguém "acerta" na meditação o tempo todo, mas as pessoas que se dão bem com a prática tratam-na como uma aventura, na qual elas aprendem novas coisas sobre a mente, o coração, o corpo e o mundo.

Também é indicado deixar a estrutura totalmente de lado e observar o que acontece. Às vezes, uso os últimos minutos da meditação para ver aonde meu coração e minha mente me levam – eu simplesmente os deixo vagar. É importante não ficar à deriva durante toda a sessão; portanto, faça experiências com esse tipo de abordagem num espírito de aventura e curiosidade por curtos períodos.

11. Meditando com dor

O que eu disse sobre meus olhos?
"Mantenha-os na estrada."
O que eu disse sobre minha paixão?
"Mantenha-a ardendo."
O que eu disse sobre meu coração?
"Diga-me: o que você guarda dentro dele?"
Eu respondi dor e sofrimento.
Ele disse:
"Fique com isso."

RUMI[88]

Lidando com a dor ou com o desconforto físico intenso

PARA MUITAS PESSOAS QUE LEEM ESTE LIVRO, o principal desafio na meditação será as sensações dolorosas no corpo. Se essa dor for crônica, ela provavelmente persistirá, por mais eficaz que seja seu trabalho com os pensamentos e as emoções. A questão então é como aceitar esse desprazer sem reagir instintivamente a ele.

Se você considera difícil essa perspectiva, não está sozinho! Mas encarar a dor na meditação com amabilidade, em lugar de permanecer preso em ciclos de evitação e inconsciência – ou de sentir-se sobrecarregado –, é um ato heroico. Cada momento de consciência equivale a ser fiel à sua experiência e dar um passo na direção de uma vida criativa e plena.

Consciência não é tolerância

Ao meditar com dor, *consciência* não é a mesma coisa que conseguir *tolerar* a dor. Às vezes, as pessoas pensam que ser capaz de "sentar com a dor" significa ranger os dentes estoicamente. Mas, se sua atitude for de esforço obstinado, você com certeza criará tensão, resistência e estresse, e isso não será útil em longo prazo. Coisas simples podem ser feitas para ajudar a tornar a experiência de meditação o mais confortável possível.

Dedique tempo à postura

Sempre encorajo as pessoas a passar todo o tempo que for necessário prestando atenção em sua postura. Só você pode saber qual postura é mais confortável. Você precisa descobrir isso por tentativa e erro, e isso pode mudar com o tempo. O Capítulo 12 apresenta princípios úteis que você pode utilizar como orientação.

Quando comecei a meditar, tentei sentar de pernas cruzadas no chão, numa tentativa tola de ser uma "boa" meditadora. Isso me causou mais dor, mas perseverei, julgando-me corajosa e forte. Finalmente, comecei a sentar numa cadeira, o que foi muito mais fácil para minhas costas, mas aumentou a dor no pescoço. Ao longo dos anos, tentei cadeiras de diferentes alturas e diversas maneiras de apoiar as mãos no colo. Também tentei meditar deitada, mas isso costumava me dar preguiça e sono. Mais recentemente, venho me ajoelhando num par de blocos de ioga com uma almofada inflável por cima para dar estabilidade (veja a Figura 27 e o Apêndice 3). Hoje, essa parece ser uma boa postura para meu corpo: ela cria um ângulo neutro na pelve e ajuda meus ombros e meu pescoço a ficar mais alinhados com o eixo vertical que percorre minha coluna, subindo da pelve. A almofada de ar proporciona flexibilidade e equilíbrio à minha coluna.

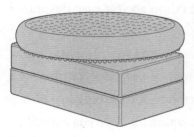

FIGURA 27 | Meu banquinho de meditar

Sempre sinto dor, mas considero essa postura a melhor opção no momento. O processo de tentativa e erro que me levou a ela deve continuar – é provável que chegue um momento em que não conseguirei mais me ajoelhar no chão e terei de procurar criativamente outras possibilidades.

Duração das sessões de meditação

Para alguns de nós, sentar-se imóvel por qualquer período aumenta a dor e a tensão; assim, é necessário investigar até que ponto você consegue manter determinada postura. Não há benefício algum em sentar-se imóvel por muito tempo se isso aumentar a sua dor. Por outro lado, como todos os meditadores, as pessoas com dor são propensas a estados mentais inquietos e evasivos, e podemos usá-la como desculpa para nos mexer; às vezes, permanecer imóvel contribui para estabilizar a mente. A arte da meditação inclui a distinção entre a dor que você precisa escutar e a dor que vem da inquietação.

Se seu estado lhe dificulta permanecer imóvel, você pode meditar por períodos mais curtos ou ajustar sua postura durante a sessão. Trata-se do *seu* corpo e da sua mente, então descubra o que funciona para você. É possível deitar algum tempo numa sessão sem interromper seu foco e envolvimento. Caso seja necessário levantar e alongar-se, faça isso em silêncio e depois sente-se novamente. Se estiver meditando com outras pessoas, mova-se o mais silenciosa e cautelosamente possível para não perturbá-las; esse cuidado pode aumentar sua atenção plena, em vez de interrompê-la.

Atitudes em relação à dor e à meditação

AQUI, QUERO EXPLORAR TRÊS ASPECTOS principais das atitudes que podem ajudar a tornar a meditação aprazível e sustentável quando se medita com dor.

1. Resistência

O primeiro obstáculo é de fato começar a meditar. Mesmo após meditar por vinte anos, quase sempre preciso superar uma resistência – e não sou a única. Essa tendência é especialmente acentuada se você estiver convivendo com dor. Ao meditar, você se volta para a sua experiência – inclusive a dor – de maneira sincera e aberta. Isso requer coragem, mas muitas vezes não me sinto tão valente e, quando contemplo a possibilidade de meditar, de repente descubro várias outras coisas que precisam ser feitas naquele momento: "Vou dar aquele telefonema, tomarei outra xícara de chá, vou conferir meus e-mails". Também posso pensar: "Não tolero sentar comigo mesma e com minha dor – estou cansada demais". Então rolo na cama e volto a dormir.

Mas sempre me arrependo quando cedo à resistência e sempre me sinto melhor quando encontro a energia e a coragem de meditar. Mesmo quando é uma luta, numa sessão específica, ainda assim acabo me sentindo mais honesta e consciente, o que conduz a maior confiança e estabilidade, conforme aprendo a estar inteira com minha dor. É importante perseverar e reconhecer a resistência, em vez de ser governada por ela.

2. Examine seus objetivos

Mesmo quando você passa a meditar, as atitudes ainda afetam a prática e é importante investigá-las. A maioria de nós que vive com dor ou doença anseia pelo fim do sofrimento, e esse provavelmente será seu desejo no início da prática da meditação e da atenção plena. Por mais que pensemos ter aceitado a dor, muitos mantemos uma esperança secreta de que ela seja reduzida ou até eliminada com a meditação. Isso parece razoável, mas para pessoas com dor intratável a atenção plena significa chegar a um acordo, num nível mais profundo, com os aspectos da dor que não se consegue evitar e fazer as pazes com a situação.

No meu primeiro contato com a meditação, quando eu tinha 20 e poucos anos, minha prática certamente tinha caráter escapista. Eu sentia dores insuportáveis e não lidava muito bem com isso; queria fugir do meu corpo e permanecer em estados de calma e bem-aventurança, e esperava que a meditação fosse uma solução fácil. Essa fantasia era compreensível, se considerarmos as ideias que circulam acerca de meditação. Li livros sobre budismo e meditação e, de modo seletivo, lembrava de algumas partes. A maioria das obras explica a condição humana e descreve como a meditação pode ajudar-nos a ficar mais despertos. Todavia, eu me concentrava nas descrições de pessoas que atingiam estados meditativos em que não sentiam mais o próprio corpo; descreviam coração e mente amplos, límpidos e sem limites; diziam que o corpo se tornava tão espaçoso e difuso que era como ter um corpo de luz. "Fantástico", eu pensava, "eu quero isso para mim".

Essas descrições de estados meditativos mais elevados eram muito atraentes, e cada vez que meditava eu me esforçava para ser magicamente transportada para um estado feliz e livre de dor. Cheguei a me tornar perita em gerar estados semelhantes por meio da força de vontade e da fantasia. Nesse estágio, eu me concentrava na cabeça, longe de meu corpo dolorido, ou completamente fora dele – e, por algum tempo, a dor diminuía e eu me sentia calma e alegre. Mas também havia muito esforço e, assim que a meditação terminava, eu fazia uma aterrissagem forçada em meu corpo e me sentia pior do que antes de começar.

Muitos de nós que aprendem a meditar quando vivem com dor são motivados por um desejo semelhante de escapar da experiência do corpo. Amigos meus, hábeis meditadores que também vivem com corpos doloridos, me contaram que tiveram experiências de tensão e escapismo muito parecidas com as minhas em suas primeiras sessões de meditação. Eileen, que sente muita dor, contou-me de que forma sua prática finalmente se tornou muito mais profunda e silenciosa (veja abaixo).

EILEEN

Meu corpo está envelhecendo e enrijecendo. Cada vez mais considero isso uma vantagem, porque simplesmente não consigo ser muito ativa e as frustrações têm de ser enfrentadas e aceitas. Minha vida ficou bem mais simples este ano, interna e externamente... Vejo com maior clareza como lutei contra a vida! O relaxamento é o que estou aprendendo agora (e venho descobrindo até que ponto sou tensa num nível profundo). Medito mais do que nunca, mas sem forçar. A vida é mais dolorosa, porém mais real e, portanto, mais rica.

Outro amigo sofre de um problema degenerativo na coluna que causa enorme dor e rigidez. Ele descreve o final de uma sessão escapista de meditação como uma "aterrissagem forçada no inferno", o que era muito perturbador e desagradável. Nós três agora passamos para a fase seguinte: usar a meditação para permanecer ainda mais profundamente *dentro* do corpo e utilizar a experiência da dor para cultivar equanimidade e paz com a vida, tal como ela é.

Uma das maravilhas da meditação é que ela parece revelar nossa inteligência e sabedoria naturais. Se você meditar com sinceridade e tiver objetivos pouco realistas, perceberá que algo não está certo. No meu caso, levei muitos anos para perceber isso, mas, por fim, em vez de me afastar de minha experiência, voltei-me para ela. Iniciei a jornada de me envolver com meu corpo com atenção plena.

3. O paradoxo da dor

Já discuti "o paradoxo da mudança" – o princípio segundo o qual a melhor maneira de ir de A para B é estar plenamente presente em A. O mesmo princípio se aplica quando nos relacionamos com as sensações físicas dolorosas. Em vez de tentar *sair* do corpo, numa vã tentativa de escapar da dor, a resposta parece estar no movimento em direção a ele, entrando cada vez mais fundo *no* corpo. Pode parecer um remédio amargo, e certamente vai contra a intuição. Pode soar como se eu sugerisse que, dia após dia, toda a sua experiência meditativa implicasse sentar com consciência da dor. Uma perspectiva bem pouco inspiradora! Mas o que estou sugerindo, na verdade, é muito mais profundo do que isso. Em grande medida, a minha prática de meditação consiste em simplesmente sentar com uma experiência (que inclui o desconforto e a dor), perceber os pensamentos e as emoções que surgem e trabalhar com minhas reações para evitar acumular o sofrimento secundário. Mas também há vezes em que desperto para minha experiência de maneira muito precisa e refinada. Sinto que a consciência entra profundamente no corpo, que começa a se sentir difuso e amplo. O senso de espaço e translucidez que me preenche não acontece porque saí de mim mesma, mas porque entrei tão profundamente no corpo que o espaço e a luz parecem surgir de dentro dele.

Como metáfora para essa experiência, considere a imagem de uma tapeçaria como aquelas que vemos em mansões e castelos. A distância, a tapeçaria retrata uma cena complexa que parece densa e sólida, mas conforme você se aproxima, percebe que ela é feita de milhares de fios coloridos. Se você olhasse dentro do tecido dos fios com um microscópio, veria milhões de espaços minúsculos entre eles. Por meio da meditação, você desenvolve essa perspectiva aberta e expansiva à medida que encontra os espaços no tecido da sua experiência e repousa ali com delicadeza.

Essas experiências de profundo senso de espaço fazem parte do mundo que a meditação nos revela. Elas são os estados sobre os quais eu li (e para os quais fui atraída) quando aprendi pela primeira vez a meditar, mas na época eu cometi o erro de tentar ignorar meu corpo para atingi-los. Apenas sentando *com* a dor podemos acessar a alegria intensa. Gosto de dizer que o céu aberto fica *abaixo* da terra. Sentindo-se sustentado por ela, você pode levar a atenção tão profundamente para dentro do corpo que chega a um lugar de paz e calma.

A dor pode focar a mente

FORTES EXPERIÊNCIAS DE DOR ÀS VEZES ajudam a focar a mente. Se sua experiência for muito agradável, é fácil escorregar para um estado indistinto e ficar devaneando durante a meditação. A dor intensa dá um rigor à experiência que pode fortalecer a meditação. Isso não é fácil, mas Stefan, um meditador experiente que vive com dor crônica, descreve bem esse processo (veja o quadro a seguir).

STEFAN

Se consigo ficar com a dor, posso usá-la para entrar num nível mais profundo de meditação. A dor costuma conter muita energia e foco, mas o único modo de entrar no estado mais profundo de concentração é tendo uma base

*forte, e isso demanda trabalho com o corpo. Sinto isso como se minha medi-
tação saísse da terra; é essa profundidade e força que sua base deveria ter.
Quando medito dessa maneira, geralmente vivencio um estado de equanimidade depois, e minha experiência de vida fica totalmente diferente. É mais
calorosa, suave e uma perspectiva mais ampla me dá a sabedoria de lidar
com minha experiência. Nem sempre consigo acessar esses estados, mas esses
momentos me ajudam bastante.*

PARTE V

▼

A PRÁTICA DA MEDITAÇÃO

12. Preparando-se para a meditação

ANTES DE INICIAR UMA PRÁTICA formal de meditação, é preciso aprender a estabelecer uma postura e encontrar o momento e o lugar certos para realizá-la.

A postura

PARA MUITOS DE NÓS, a palavra "meditação" traz à mente a imagem de uma pessoa sentada no chão de pernas cruzadas numa postura muito ereta e estável. É verdade que essa posição pode ser indicada para aqueles que têm boas condições físicas e bastante flexibilidade, mas poucos ocidentais, mesmo os que são saudáveis e fortes, conseguem de fato sustentá-la por um longo tempo.

Uma boa postura de meditação obedece a dois critérios: ela sujeita o corpo ao menor esforço muscular possível e ajuda a sustentar um estado mental atento, mas relaxado. Mantendo isso em mente, não há qualquer restrição quanto a posturas. Se você estiver lidando com um estado precário de saúde ou com dor crônica, é importante fazer adaptações criativas; assim, jogue fora o livro de regras – *incluindo* alguns dos conselhos sobre postura em outros livros de meditação que não levem em conta as pessoas com incapacidade física. Seja sensível ao seu corpo e faça experiências até encontrar uma postura conducente à meditação. Lembre-se de que o mais adequado para você pode mudar com o tempo, conforme seu corpo atravessa o processo natural de envelhecimento e os altos e baixos de qualquer estado crônico de saúde.

Para algumas pessoas, isso pode significar escolher a posição deitada para meditar, outras podem preferir sentar numa cadeira e algumas acharão mais confortável ajoelhar-se ou sentar no chão de pernas cruzadas. Às vezes, você terá de alterar sua postura dentro de uma sessão de meditação, especialmente se seu estado físico requer movimentos regulares. Mas, se você se movimentar, tente incluir isso em sua meditação, mexendo-se tão atentamente quanto possível.

Das três práticas formais de meditação apresentadas neste livro, a da consciência corporal geralmente é feita na posição deitada, embora isso não seja essencial. As práticas da consciência na respiração e da consciência amorosa são provavelmente mais bem realizadas sentando-se ereto numa cadeira ou no chão, se isso for possível, para reduzir as chances de sonolência.

No Capítulo 11, dei alguns conselhos específicos sobre a postura para as pessoas com dor crônica ou incapacidade física, mas veja a seguir alguns princípios e diretrizes gerais.

Deitando-se

Se você medita na posição deitada, procure um local que o deixe confortável, porém tão desperto quanto possível. Tenha em mente uma frase com que Jon Kabat-Zinn costuma descrever o estado mental e corporal desenvolvido na meditação, mesmo quando deitado: trata-se do "estado desperto[89] – o que significa que você precisa estar vigilante, bem como relaxado.

Pode ser preferível deitar num colchonete no chão a deitar na cama, pois esta costuma estar associada ao sono. Mas sinta-se livre para deitar na cama para meditar se esse for o único lugar em que você se sente confortável. Esse também é o melhor lugar se você tiver problemas para dormir e estiver fazendo a prática da consciência corporal para ajudá-lo a relaxar e facilitar a transição para o sono.

Veja o Capítulo 8 (p. 117-25) para mais conselhos acerca das posturas deitadas, especialmente os relativos ao apoio correto para a cabeça e as pernas. Repouse suas mãos e seus braços no chão ao lado do corpo, com as palmas voltadas para cima, ou pouse-as suavemente na barriga ou nos quadris com as palmas voltadas para baixo. Se você tiver alguma fragilidade nas costas, certifique-se de que seu corpo repouse sobre uma base acolchoada, a fim de evitar uma pressão indevida durante a prática da meditação.

Sentando e equilibrando a pelve

Independentemente da postura sentada que você adotar – numa cadeira, ajoelhado no chão ou sentado de pernas cruzadas –, o segredo de encontrar uma postura confortável é o ângulo da pelve. Ela é como a base de uma torre: ancora toda a parte superior do corpo e o seu ângulo afeta o alinhamento da coluna, do pescoço e da cabeça (veja a Figura 28).

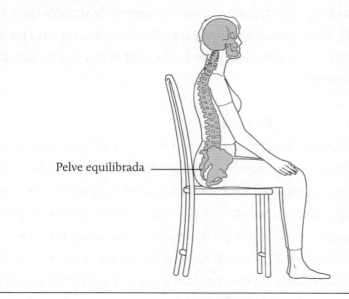

Pelve equilibrada

FIGURA 28

Pelo fato de os ocidentais modernos passarem um longo tempo sentados em cadeiras e mesas de trabalho, muitos descobrem que sua pelve tende a girar para trás, fazendo que a parte inferior da coluna perca sua curvatura natural. Isso provoca arredondamento nos ombros e a cabeça tende a projetar-se à frente da coluna, gerando tensão no pescoço (Figura 29a). Se você puder descobrir uma posição na qual a pelve fique equilibrada e ereta, a coluna seguirá sua curva natural e suave em "S". Isso fará que a cabeça repouse levemente no topo da coluna e que a parte posterior do pescoço mantenha-se alongada e relaxada, com o queixo um pouco recolhido. Uma sensação de abertura naturalmente surgirá através da base do crânio. A pelve equilibrada também permite que as pernas "caiam para fora" em direção ao chão e cria o mínimo esforço possível nos músculos maiores das coxas e dos quadris.

Uma boa maneira de descobrir se sua pelve está ereta é movê-la para a frente e para trás algumas vezes, em busca do ponto de repouso e equilíbrio central. Você também pode colocar as mãos sob a parte carnuda das nádegas enquanto está sentado e sentir os ísquios – ossos pontudos no interior dos glúteos que recebem o peso quando o corpo se senta ereto. Quando a pelve está equilibrada, a maior parte do peso passa diretamente através desses ossos, em vez de se concentrar nas almofadas carnudas na parte posterior das nádegas (Figura 29a) ou na área púbica na frente (Figura 29b).

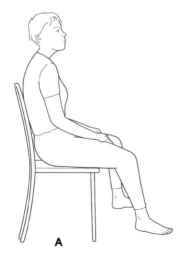
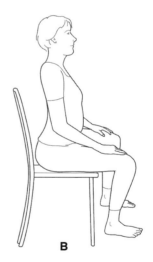

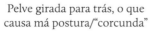

Pelve girada para trás, o que causa má postura/"corcunda"

Pelve inclinada para a frente, o que provoca arqueamento excessivo das costas

FIGURA 29 | Duas posturas incorretas advindas do mau posicionamento da pelve

Também é importante pousar as mãos na altura certa. Talvez você queira apoiá-las numa almofada ou amarrar um cobertor ao redor do corpo, para ajudar os ombros a permanecer abertos e amplos em vez de caírem para a frente à medida que a meditação progride, devido ao peso das mãos (veja as Figuras 30a e 30b).

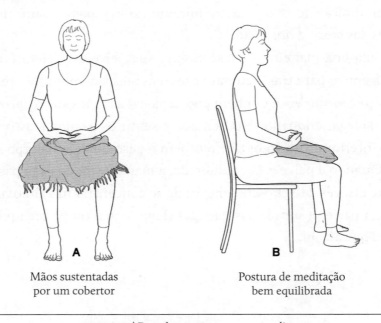

Mãos sustentadas por um cobertor

Postura de meditação bem equilibrada

FIGURA 30 | Duas boas posturas para meditar

Se você decidir sentar numa cadeira, escolha uma de espaldar reto. Se suas costas são fortes, sente-se na parte da frente da cadeira, deixando a coluna livre para seguir suas curvas naturais, criando uma sensação de abertura no peito que estimula o estado de atenção e a vivacidade emocional. Se suas costas forem fracas, coloque uma almofada por trás delas como apoio enquanto mantém a posição ereta (Figura 31a). Certifique-se de que os pés estejam bem apoiados no chão. Se seus pés não tocarem o chão, coloque uma almofada ou um travesseiro sob eles, de modo que se mantenham firmes e estáveis no chão (Figura 31b).

Ajoelhando no chão

Algumas pessoas com problemas nas costas descobrem que é mais confortável ajoelhar-se no chão para meditar do que sentar numa cadeira. Costuma

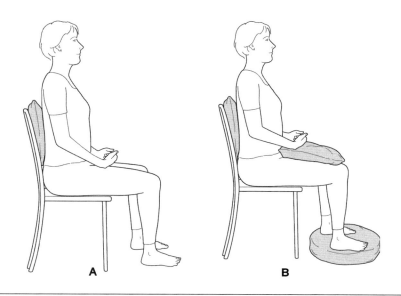

FIGURA 31 | Dois apoios na hora de meditar

ser mais fácil ajustar a pelve, para que ela fique equilibrada e ereta, quando as coxas formam um ângulo menos agudo do que os 90° produzidos quando sentamos numa cadeira. Por outro lado, ajoelhar no chão é um pouco mais difícil para os joelhos e os tornozelos, portanto verifique o que é melhor para você.

Se resolver ajoelhar-se, estabeleça a altura e a firmeza corretas. Talvez você queira adquirir um banco e almofadas de meditação, uma almofada de ar ou blocos de ioga. Outra opção é usar algo firme e estável, tal como listas telefônicas com uma almofada por cima para acolchoar.

É importante que seu assento não seja macio demais – o que o tornará instável – nem excessivamente duro – pois isso será desconfortável. Se ele for alto demais, sua pelve tenderá a inclinar-se para a frente, causando o arqueamento excessivo na parte inferior das costas; se for baixo demais, sua pelve tenderá a girar para trás, arredondando as costas e os ombros. Ambos os extremos criam uma postura que desestimula a prática, podendo causar dor nas costas, no pescoço e uma sensação geral de tensão, de modo que a altura correta do seu assento é muito importante (Figura 32a).

Se seus tornozelos ficarem comprimidos quando você permanecer ajoelhado, tente apoiá-los sobre meias enroladas (ou algo semelhante) para aliviar a pressão das articulações dos tornozelos. Faça experiências com objetos que tenha à mão e procure se sentir confortável (veja a Figura 32b).

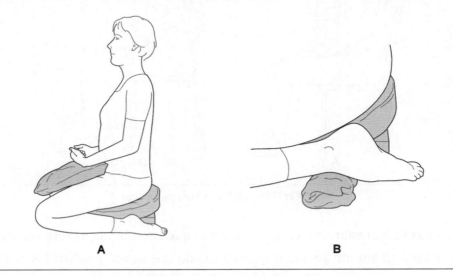

A   **B**

FIGURA 32 | Aliviando a pressão na pelve e nos tornozelos

Sentando de pernas cruzadas

Outra opção é sentar de pernas cruzadas no chão. Porém, como isso requer certo grau de flexibilidade nos quadris, essa postura específica é provavelmente inadequada para pessoas que têm dor crônica ou problemas graves de saúde. A menos que você seja muito flexível, sugiro duas posturas sentadas para meditar: sentar numa cadeira ou ajoelhar-se no chão.

Meditando regularmente

A MEDITAÇÃO PODE TRAZER GRANDES MUDANÇAS, mas você sentirá mais plenamente seus benefícios se ela se tornar um hábito em sua vida. Seja realista acerca do tempo que você pode dedicar à meditação. É melhor meditar com regularidade por períodos realistas do que fazer tentativas intermitentes que sejam longas demais. Até dez minutos por dia fazem diferença.

Para a maioria das pessoas, encontrar tempo para meditar é um grande desafio. Recomendo que você descubra uma brecha regular que possa ser inserida em sua rotina diária. O melhor momento para meditar depende de seu estilo de vida e de suas preferências. Algumas pessoas se sentem bem meditando logo que acordam, para começar o dia com uma sensação de vigor e atenção; outras preferem meditar à noite, para encerrar o dia com serenidade. Qualquer que seja a sua preferência, o importante é que você pratique!

Criando o seu programa de prática

À MEDIDA QUE VOCÊ CONHECE AS meditações deste livro, proponho que siga sistematicamente um programa que proporcione um embasamento completo nas três práticas. O Apêndice 1 apresenta um programa de oito semanas de duração, no qual cada uma das principais técnicas é praticada por duas semanas, idealmente todos os dias e, no mínimo, várias vezes por semana, junto com a investigação da respiração apresentada no Capítulo 7 (veja a página 104). Depois de ter experimentado as três meditações, você poderá estabelecer uma rotina própria. É provável que você considere algumas práticas mais fáceis do que outras, mas sugiro que continue fazendo todas, alternando-as com regularidade, pois elas se complementam e oferecem uma abordagem equilibrada para a meditação e a atenção plena.

Com o tempo, talvez você decida fazer diferentes práticas em momentos diversos do dia, e é possível organizá-las de maneira que o ajudem a lidar com o seu estado de saúde. Por exemplo, eu faço uma prática de meditação sentada pela manhã, que dura trinta a quarenta minutos; depois do almoço, faço uma prática de consciência corporal deitada. Considero essa combinação muito útil. A meditação matinal permite-me entrar em sintonia comigo mesma e me manter positiva e atenta durante o dia, ao passo que a prática da consciência corporal promove uma pausa na rotina. Toda vez que me movimento, me inclino etc., minha coluna piora, de modo que a dor costuma aumentar à medida que o dia passa. A sessão de consciência corporal cria um espaço no qual eu descanso o corpo profundamente e interrompo a evolução da tensão. Embora isso implique tirar tempo de outras atividades, chego ao final do dia em melhor estado físico, mental e emocional.

Cronometrando as sessões

Caso não esteja seguindo a orientação das práticas guiadas da Breathworks, você mesmo terá de cronometrar as fases da meditação. Costumo colocar um relógio no chão à minha frente e olhar para ele de vez em quando – isso ajuda a manter mais ou menos o mesmo tempo para todas as fases, em vez de passar quinze minutos na primeira e depois apressar-me para completar as outras. Você também pode adquirir um cronômetro que se prenda à sua roupa e vibre a intervalos regulares (veja o Apêndice 3).

O ambiente

Outra maneira de estimular uma prática de meditação é criar um espaço de meditação agradável e tranquilo. Esse espaço pode ser um simples canto em sua casa que seja silencioso, arrumado e com um clima de paz. Você pode decorá-lo com um arranjo floral ou queimar incenso, para trazer beleza, ou talvez prefira utilizar um objeto natural evocativo, como uma pedra ou um pedaço de madeira flutuante. Fotografias que evoquem a serenidade que você busca por meio da meditação podem ajudar.

A criação desse tipo de espaço pode ser marcante. Sentar-se no meio da bagunça não ajuda a desenvolver a calma e a clareza internas, já sentar num espaço diferenciado pode soar como um ritual que nos encoraja a chegar a um estado mental mais quieto e contemplativo. Desligar o telefone e o celular também facilita as coisas, bem como, se for possível, comunicar às outras pessoas da casa que você não gostaria de ser perturbado durante esse período.

Assim como nas outras sugestões dadas neste capítulo, o principal é pensar de maneira criativa sobre as coisas que ajudam sua meditação e estabelecem condições para que ela ocorra.

13. A consciência corporal

Assim como a lei da gravidade é infalível,
forte como uma correnteza do oceano,
que agarra até o material mais sólido
e o puxa até o coração do mundo.

Cada coisa –
cada pedra, flor, criança – é mantida no lugar.
Apenas nós, em nossa arrogância,
expandimo-nos além de nós
por causa de alguma liberdade vazia.

Se nos rendêssemos à inteligência da terra, nós
nos ergueríamos enraizados, como árvores...
É isso que as coisas podem nos ensinar: a cair,
a confiar pacientemente em nosso peso.
Até mesmo um pássaro deve fazer isso
antes de conseguir voar.

RAINER MARIA RILKE[90]

A PRÁTICA DA CONSCIÊNCIA CORPORAL é indicada para começarmos a desenvolver a atenção plena por meio da meditação formal. Ela é semelhante à investigação 3 da consciência na respiração descrita no Capítulo 7 (veja a p. 104), mas agora a consciência toca cada parte do corpo, uma por uma, de maneira detalhada e precisa. Imagine que está lavando seu corpo, por dentro e por fora, com um fluxo de atenção plena.

A prática é geralmente realizada na posição deitada. Caso isso não seja confortável, adote qualquer outra postura que o agrade. Talvez você descubra que a temperatura do seu corpo cai um pouco durante a prática, portanto providencie uma manta ou um cobertor que o mantenha aquecido (veja também o Capítulo 12 para dicas sobre postura).

Meu primeiro contato com a prática da consciência corporal se deu há vinte anos, no final das aulas de ioga, e foi revelador. A professora me convidava a sentir as diferentes partes do meu corpo, uma a uma, e tudo que eu tinha de fazer era ficar deitada e deixar que ela me guiasse com suavidade e gentileza, cada vez mais profundamente. Era um alívio imenso parar de resistir à dor, mesmo que apenas por alguns momentos.

À medida que fui incorporando sessões de consciência corporal ao cotidiano, hábitos arraigados de retesamento e tensão aos poucos se dissolveram. Os efeitos da prática de consciência corporal são sutis; não passei por um incrível momento de liberação, mas quando olhei para trás, depois de diversos meses, vi que me sentia mais confortável em minha própria pele. Hoje, procuro fazer a prática da consciência corporal diariamente após o almoço, o que me ajuda a permanecer em meu corpo com uma consciência amorosa e conduzi-lo com dignidade ao longo do dia. Quando não faço a prática, sinto-me tensa e inquieta. Ao longo dos últimos vinte anos de dedicação regular à prática da consciência corporal, a tensão diminuiu, a consciência se ampliou e a sensação de bem-estar aumentou.

Fundando a consciência no corpo

Como vimos no Capítulo 7, é importante para quem vive com dor e doenças "re-habitar" o corpo, pois tendemos a resistir à experiência física e vivemos "na cabeça", percebendo o corpo apenas quando a dor se torna insuportável. A consciência na respiração é um recurso essencial para desfazer aos poucos esses hábitos, e a prática da consciência corporal aprofunda esse aspecto ajudando-nos a fundar nossa experiência no corpo. Em vez de sermos dominados por pensamentos, ideias ou medos *acerca* das sensações corporais, entramos em contato com as *sensações existentes de fato* na nossa experiência. Obtemos suavidade e quietude: não é preciso *fazer* absolutamente nada, e assim abrandamos quaisquer tensões que tenham aumentado devido à nossa reação à dor. É uma prática receptiva, leve e uma forma fantástica de voltar para o corpo mais como uma atitude de convite do que de exigência, mas que pode levar a níveis profundos de consciência de maneira misteriosa e mágica.

O mestre zen Suzuki Roshi disse que a sabedoria pode surgir de modo gradual e imperceptível, assim como quando você caminha em meio a uma névoa leve e descobre que está completamente encharcado sem saber como isso aconteceu[91]. Da mesma forma, na prática da consciência corporal você simplesmente a executa e no final se sente bem diferente, mesmo que não tenha percebido ao certo quando seu estado de consciência mudou.

O método

AO PRATICAR A CONSCIÊNCIA CORPORAL, dirija a atenção para as diferentes partes do corpo uma após a outra e, à medida que foca cada parte, perceba apenas o que está acontecendo, sentindo-a de maneira profunda, de dentro.

Às vezes, as pessoas pensam que estar consciente do corpo significa olhar superficialmente de fora, mas não é isso que queremos dizer. Se a instrução for estar consciente do dedão, por exemplo, a prática será levar sua consciência lá para baixo, para dentro do dedão, e estar presente a quaisquer sensações que se apresentem ali. Caso você não sinta nada, sua prática será estar consciente da ausência de sensações.

Essa consciência é isenta de julgamentos, portanto não importa se as sensações são intensas ou ausentes; o principal é simplesmente estar consciente. Se perceber tensão e dor, ou descobrir uma área amortecida, em vez de pensar: "Tentarei mudar isso", só perceba com uma consciência amorosa e amável. Com a prática consistente, você desenvolverá uma consciência cada vez mais sutil de seu corpo.

As rotas em torno do corpo

EXISTEM MUITAS MANEIRAS DE PRATICAR a consciência corporal e, igualmente, inúmeras opiniões sobre o jeito "certo" de realizá-la! Algumas pessoas que orientam essa prática começam pelos pés e sobem até a cabeça, outras iniciam pela cabeça e seguem até os pés; outras, ainda, fazem um lado do corpo e depois o outro. Não creio que exista nenhuma maneira "correta", isso depende da preferência do condutor. Entretanto, diferentes rotas exercem efeitos sutilmente diversos, e é importante ter isso em mente quando você escolher uma rota, antes de iniciar uma sessão específica.

Da cabeça aos pés

Para quase todos nós, a consciência tende a ser focada no alto do corpo. A cabeça é onde pensamos, e a maioria dos órgãos sensoriais (olhos, ouvidos, nariz e língua) está nela; portanto, é nesse local que a atenção costuma residir. Se você iniciar a prática da consciência corporal na cabeça, estará começando numa área que concentra quase toda a consciência e, se você percorrer o corpo até os pés, terminará a sessão sentindo-se muito mais seguro e silencioso, de modo que esse é um método particularmente calmante e tranquilizador. É mais provável que você sinta sono no final, portanto é uma boa ideia fazer a prática da consciência corporal antes de dormir, para se acalmar.

Dos pés à cabeça

Se, no início da sessão, você já estiver se sentindo com sono ou letárgico, talvez seja melhor começar a consciência corporal pelos pés e terminá-la na cabeça. Assim talvez você se sinta mais atento e desperto, pois a cabeça está normalmente associada aos órgãos sensoriais ativos.

Se a primeira coisa que surgir for a dor

Em caso de muita dor, mergulhar a atenção no corpo e "ir para dentro" pode ser difícil e despertar resistência. Talvez seja mais fácil começar a prática da consciência corporal pela cabeça, pois a atenção provavelmente estará concentrada ali. Mesmo estando dominados ou sobrecarregados por dores no corpo, geralmente é na cabeça que tende a se concentrar a consciência, devido à provável ansiedade, ao medo e aos pensamentos perturbados acerca da dor. Se você iniciar a sessão com a instrução "Permita que a consciência repouse nos pés", talvez a considere difícil de seguir porque os pés podem parecer distantes. Você pode pensar: "Eu nem mesmo sei como estar consciente de meus pés – não consigo sequer senti-los!" Portanto, talvez seja mais indicado iniciar a prática na cabeça, onde já se concentra a consciência, e aos poucos conectar--se com o corpo no decorrer da sessão, à medida que a consciência o percorrer. Você terminará sentindo-se profundamente estável e corporificado.

EXERCÍCIO: A CONSCIÊNCIA CORPORAL

Este curto exercício dará a você uma amostra da consciência corporal.

Acomodando-se

Decida a postura que quer adotar, afrouxe roupas apertadas e deixe seu corpo se acomodar onde você está deitado ou sentado. Lembre-se de se cobrir com uma manta leve para não sentir frio. Se puder, desligue o telefone e peça às pessoas que não o interrompam durante a prática.

Contato com a terra

À medida que você senta ou deita, leve a atenção aos pontos de contato entre seu corpo e a superfície em que você se encontra. Se estiver deitado, eles provavelmente serão a parte posterior da cabeça, as escápulas, a parte superior e média das costas e o sacro – o osso triangular plano na base da coluna. Seus cotovelos devem estar apoiados no chão ou na cama, permitindo que as mãos repousem ao lado do corpo com as palmas para cima ou permaneçam na barriga, nos quadris ou nas costelas com as palmas para baixo. Escolha o que for mais confortável. Se suas pernas estiverem esticadas, deixe que os pés caiam para os lados.

Depois de sentir essas áreas de contato, permita que o corpo afunde através delas. Sinta-o sendo sustentado pela terra sem nenhum esforço ou resistência sua – a terra é forte e pode perfeitamente receber o seu peso. ∎

Respiração

Leve a atenção para a respiração. Passe alguns momentos apoiando sua consciência no movimento do corpo conforme a respiração flui para dentro e para fora, especialmente no subir e descer do abdome. Lembre-se de repousar a atenção na respiração tanto na parte posterior do corpo quanto na anterior. Deixe o corpo mais solto, sobretudo na expiração, e simplesmente esteja consciente das sensações do corpo. Não se preocupe se notar tensão.

A prática

Opte pela cabeça ou pelos pés para iniciar a consciência corporal. Se isso não fizer diferença, veja apenas o que parece mais certo agora.

Começando pela cabeça

Leve a atenção para sua cabeça afundando-a no travesseiro e permitindo que ela fique ainda mais pesada, deixando de fazer qualquer esforço para segurá-la. Perceba o que acontece na base de seu crânio, onde talvez ocorra uma sensação de liberação e amolecimento.

Permita que sua atenção percorra todo o rosto e perceba quaisquer sensações na testa, na boca, nas bochechas e nos maxilares. Confira se não está apertando os dentes e solte qualquer contenção. Deixe os maxilares soltos, com os lábios se tocando levemente, caso esteja respirando pelo nariz; deixe a língua relaxada dentro da boca.

Leve sua atenção aos olhos e deixe-os repousar profundamente nas órbitas, por trás das pálpebras. Relaxe a vasta extensão de pele entre as sobrancelhas e o contorno do couro cabeludo.

Começando pelos pés

Se começar pelos pés, perceba se eles estão quentes ou frios. Permita que sua consciência penetre neles, experimentando as sensações de modo direto. Se for difícil concentrar-se nos pés, não se preocupe: sempre que perceber que a atenção divagou, simplesmente traga-a de volta. Leve-a aos dedos dos pés, percorrendo um por um, conscientizando-se de qualquer sensação que haja neles, sem julgar. Deixe a atenção percorrer cada pé, percebendo quaisquer sensações nas solas ou na parte de cima deles, e note como essas sensações variam de momento a momento.

■ O restante do corpo

Aos poucos, percorra todo o corpo com a atenção, passando de uma extremidade a outra. Inclua a parte da frente e de trás, lembrando-se dos braços e das mãos. Se não sentir nada em determinada região, apenas note isso.

Trabalhando com a tensão

Quando notar alguma dor ou tensão numa região específica, procure suavizá-la. Você pode fazer isso usando a respiração: inspirando, leve a atenção a essa área e solte qualquer resistência na expiração. Imagine a tensão se soltando na terra. O simples ato de estar consciente da sua experiência com uma atitude gentil encorajará uma sensação natural de soltura.

Conclusão

Demore para fazer a transição do relaxamento consciente para o estado desperto. Tome cuidado ao se movimentar após esse período de quietude. Se você estava deitado, role com suavidade para um dos lados e apoie-se nas mãos e nos joelhos, se isso for confortável, antes de se levantar, mantendo a cabeça alinhada com a coluna. Mantenha os benefícios da consciência corporal evitando movimentos desajeitados que causem tensões desnecessárias ao corpo.

O poder transformador da consciência

NÃO SE FAZ NECESSÁRIO FORÇAR A MUDANÇA porque a consciência é naturalmente transformadora: ao tomar consciência da tensão, a primeira reação é suavizá-la e liberá-la. Quando nos conscientizamos de algo doloroso, existe um anseio e um movimento em direção à liberação. Uma enfermeira numa clínica de dor disse-me certa vez: "O relaxamento é o estado natural quando você para de criar tensão". Costumo recordar essa frase. A ideia da enfermeira de que a amplitude é natural, ao passo que a tensão é algo que criamos, é um pensamento radical. Muitos de nós pensam que é necessário *fazer* alguma coisa para relaxar ou sentir paz, quando na verdade basta parar de esforçar-se para criar tensão e pressão.

Soltar, entregar-se ou deixar fluir

INDEPENDENTEMENTE DE FAZER A PRÁTICA da consciência corporal sentado ou deitado, pode ser muito agradável deixar o peso do corpo se acomodar no chão. Você obtém uma sensação de que seu corpo está seguro e sustentado pela terra, o planeta inteiro sob você: forte, estável e mais do que capaz de sustentar o seu peso. Do ponto de vista do planeta, você é leve como uma pluma.

Ao soltar – ou "entregar" – o peso de seu corpo para a terra, talvez se torne óbvio quanta tensão desnecessária existe em você. Enquanto lê esta página, observe se está deixando seu peso se acomodar na superfície sobre a qual você repousa. Se estiver sentado numa cadeira, você está se permitindo descansar nela (sem deixar a postura desmoronar)? Ou está sustentando o corpo contra ela com resistência e esforço? Agora perceba o que está acontecendo em reação a essa consciência. Se você notou tensão, sentiu também uma reação natural de soltar ou se entregar? Essa é a qualidade de consciência cultivada durante a prática da consciência corporal. À medida que você percebe tensão ou retesamento, é natural suavizar e soltar. Talvez você sinta a tensão surgindo inúmeras vezes conforme os momentos se sucedem, portanto solte muitas vezes. Repita essa ação sem se preocupar com sucesso ou fracasso.

Permitir-se liberar a resistência enquanto conduz sua consciência pelo corpo pode ser um imenso alívio, especialmente se você tiver dor crônica. O medo da dor e o desejo de evitá-la implicam a desconexão com sua experiência real, conforme sentida no corpo. As camadas de evitação afastam-no cada vez de sua experiência imediata e geram sofrimento secundário. A prática da consciência corporal cria condições para que você se mova gradualmente na direção da dor, com uma consciência amorosa e gentil.

Já falei sobre soltar, entregar-se e deixar fluir. Cada um desses termos tem conotações levemente distintas. Algumas pessoas acham "soltar" uma expressão demasiado ativa, ao passo que outras consideram "deixar fluir" passiva demais. De diferentes maneiras, essas palavras tentam evocar a qualidade de consciência que surge por meio da prática da consciência corporal. Tal consciência significa estar plenamente presente em seu corpo, com a menor resistência e tensão possível.

JAMES

Considero a consciência corporal muito calmante, uma vez que torna tudo suave. Gosto de sentir meus ombros, pois em geral tenho bastante tensão nessa região, desconectando-me dela e a olhando de fora. Mas, quando consigo levar a consciência bem para dentro dos ombros, posso mergulhar neles e massageá-los com o movimento gentil da respiração. Com essa consciência, a tensão e a contenção se dissolvem no meu corpo e afundam na terra; é uma sensação maravilhosa. Sinto, também, que estou dando a meu corpo a oportunidade de entrar no processo de healing *e repousar.*

Usando a respiração

CONFORME VIMOS NO CAPÍTULO 7, a respiração pode ser um grande aliado da consciência corporal. Ao conduzir a atenção a cada parte do corpo, imagine a respiração penetrando-a durante a inspiração e você se soltando ou se entregando ao chão durante a expiração. Talvez esse se torne um hábito proveitoso na vida diária. Antigos hábitos de segurar e resistir podem gradualmente ser substituídos pelo de respirar em uma região de dor ou desconforto e soltar na expiração. Você pode fazer isso em qualquer situação: em filas, sentado no transporte público, onde quer que você esteja. Aos poucos, essa habilidade se torna uma segunda natureza e uma boa ferramenta para impedir que a tensão cresça.

Corpo e mente

A PRÁTICA DA CONSCIÊNCIA CORPORAL é também um modo de investigar diretamente a relação entre mente e corpo. As pessoas com dor ou doença costumam sentir uma cisão entre os dois, e pode ser fascinante investigar a relação entre corpo e mente em sua experiência e buscar mais harmonia e descanso. Ao tratar das reações à dor que causam sofrimento secundário, não basta trabalhar apenas com a mente, você também pode lidar com a resistência no corpo.

Vejo a consciência como um *continuum*: a consciência corporal está na extremidade mais densa e bruta do espectro, enquanto a consciência dos pensamentos e emoções na extremidade mais sutil e efêmera. Mas elas são dois aspectos da mesma coisa, ambas demandam consciência das constantes mudanças da experiência efêmera. As sensações no corpo dão origem a pensamentos e emoções; estes têm ecos dentro do corpo. O famoso professor indiano de meditação S. N. Goenka disse: "Cada pensamento, cada emoção, cada ação mental é acompanhado de uma sensação correspondente no corpo, Portanto, ao observar as sensações físicas, também se observa a mente"[92].

A interconexão de mente e corpo indica que a consciência corporal é muito mais do que apenas uma técnica de relaxamento. Potencialmente, trata-se de uma profunda prática de consciência. Ser honesto acerca do que está acontecendo em sua experiência física durante a prática da consciência corporal – de maneira direta, imediata e sem julgamentos – também afetará seu estado mental e emocional. Da mesma forma, se você estiver agitado, suavizar a tensão física e a resistência pode tranquilizar a mente. Talvez seja difícil trabalhar diretamente sobre a mente, porque ela é escorregadia e esquiva, mas lidar com as sensações mais tangíveis do corpo é um meio prático e eficaz de suavizar – e até mesmo transformar – toda sua experiência.

Aqueles de nós que vivem com dor crônica e doença estão destinados a ter algum tipo de tensão e angústia mental/emocional, além da dor ou do desconforto físico. A prática regular da consciência corporal afetará todos esses níveis, não apenas o físico, pois enfraquece padrões de resistência e é um bom ponto de partida para a meditação formal.

BRENDA

Brenda, de cerca de 60 anos, participou de um curso da Breathworks para lidar melhor com sua alergia. Certo dia, ela contou na aula que havia inventado um cântico curto que repetia durante o dia para ajudá-la a suavizar a tensão com a respiração. Na inspiração, ela dizia "Olá" para a sua experiência, seja ela qual for. Na expiração, ela dizia "Pode ir". Segundo Brenda, isso de fato a ajudava a lidar com o estresse. Durante todo o dia ela recitava para si mesma suavemente: "Olá, pode ir; olá, pode ir; olá, pode ir".

Dificuldades comuns com a consciência corporal

▸ **Adormecer:** é comum durante a consciência corporal. Se você estiver cansado, a prática da consciência corporal pode ajudá-lo a experimentar um descanso bem-vindo, mas talvez o sono seja uma expressão de resistência à tomada de consciência do corpo. Quando apresento às pessoas a prática da consciência corporal, digo para não se preocuparem caso adormeçam, seja qual for a causa. De algum modo, a prática continua tendo efeito, como se as palavras afetassem nosso subconsciente. A prática da consciência corporal pode ser útil para quem tem insônia. Se ela o ajuda a dormir durante o dia, é provável que funcione à noite também. Entretanto, sugiro que, com o tempo, você tente fazer a prática num momento do dia em que costuma permanecer desperto, porque ela será mais eficaz. Aos poucos, você se tornará mais hábil em "ficar desperto" enquanto permanece calmo e quieto.

▸ **Pensamentos que divagam:** são muito comuns, de modo que você não precisa sentir que fracassou caso fique constantemente distraído. Continue a levar de volta a atenção ao corpo, inúmeras vezes, soltando quaisquer preocupações sobre o que "deveria" estar acontecendo.

▸ **Dor e inquietação:** veja se consegue permanecer consciente do que está acontecendo quando sentir dor ou inquietação, e escolha conscientemente como reagir a isso. Embora a maioria das pessoas prefira fazer a prática da consciência corporal na posição deitada, não existem regras e você pode adotar a postura que quiser. Escolha aquela que lhe traga mais conforto. Se não conseguir manter a mesma posição durante a prática, não deixe de se movimentar. Quando ensino a prática da consciência corporal nas aulas, sempre encorajo as pessoas a se mover caso percebam que a dor se intensifica durante a permanência numa mesma posição; elas costumam gostar de rolar para o lado em algum ponto da prática. Às vezes, faço a prática da consciência corporal deitada de costas, às vezes de bruços e outras vezes de lado. Quando sinto a necessidade de me mover, mudo cuidadosamente de posição durante a prática, o que evita que a dor aumente devido à postura.

Faça o que for necessário para sentir-se confortável – a prática será mais benéfica se você não tiver de lutar com sensações de dor ou desconforto. Costuma ser mais fácil relaxar uma dor surda do que uma dor aguda ou penetrante; só você pode saber o que é melhor. Se a dor o perturba, perceba se você está prendendo a respiração. A prática da respiração de corpo inteiro pode ajudar (veja o Capítulo 7).

Às vezes, o corpo fica inquieto só porque a mente está agitada. Ao permitir que o corpo aos poucos se acomode na terra, permanecendo em silêncio e imóvel, a mente também se acalma. Pode ser interessante investigar se o desejo de se movimentar durante a prática é causado pela dor real (caso em que a movimentação poderia ajudar) ou pela inquietação emocional (quando permanecer imóvel será mais produtivo). O principal é escolher mover-se, mas não de maneira compulsiva. Faça experiências em torno dessa distinção, em diferentes sessões da prática da consciência corporal, e tente entrar em sintonia com as ações que podem ocasionar mais calma e bem-estar.

CHARLOTTE

Eu achava a consciência corporal difícil no começo, porque pensava que teria de ficar imóvel, o que seria uma tortura. Agora, uso a imaginação e faço pequenos movimentos, como mexer os quadris de modo suave. Visualizo tam-

bém imagens agradáveis ou coisas confortantes, como estar fazendo a prática de consciência corporal deitada na relva sob lindas árvores, planando no topo de uma queda d'água, ou deitada nos braços de alguém que receba meu peso e me conforte.

▸ **Pânico ou medo:** são normais se você não estiver acostumado a ficar imóvel e em silêncio. O sentimento de pânico ou ansiedade pode ser desagradável, mas passa logo. Procure se conectar com a respiração e relaxe o peso do corpo na direção do chão; perceba a terra embaixo de você e o contato entre o corpo e a superfície na qual você repousa; tranquilize-se de que está seguro no quarto. Lembre-se de que esses sentimentos passam logo. Em longo prazo, aprender práticas que aumentem a consciência, especialmente as de respiração, pode aumentar seu domínio do pânico e da ansiedade.

▸ **Sentir-se mais cansado e dolorido após a prática:** às vezes, quando as pessoas aprendem pela primeira vez a prática da consciência corporal, elas se sentem mais cansadas e doloridas depois. Quando comecei a praticá-la, a sensação que eu tinha no final era de que um trem havia passado por cima de mim! Eu não entendia o motivo, já que a única coisa que eu havia feito era deitar e ficar imóvel. Aos poucos, porém, percebi que me sentia pior porque entrava em contato com tensões acumuladas. Eu havia me tornado especialista em levantar barricadas contra a dor; assim, quando as paredes de resistência e contenção começavam a cair, eu era inundada por sensações desagradáveis. Se esse for o seu caso, o principal é não desistir. Mantenha a prática de maneira regular e consistente; com o tempo, o estoque de tensão se dissolverá gradualmente e a prática se tornará mais agradável. Esse, sem dúvida, foi o meu caso, mas hoje considero a prática da consciência corporal bastante prazerosa.

A ênfase no compromisso de longo prazo se aplica a qualquer prática meditativa. A mudança é sutil, até misteriosa, e é importante evitar expectativas de um resultado específico – ou de benefícios de curto prazo. O principal é apenas praticar a consciência corporal. Se você se sentir um pouco pior após a prática, não se preocupe – e se se sentir melhor também não importa. Continue praticando com uma perspectiva de longo prazo e, com o tempo, você perceberá os benefícios em toda a sua vida. A prática da consciência corporal proporciona um período de descanso e renovação que nos ajuda a ter mais energia e vitalidade, não obstante o que possamos ter sentido durante a prática em si.

14. Atenção plena na respiração

Corpo como uma montanha;
Coração como o oceano;
Mente como o céu.

INSTRUÇÃO DE MEDITAÇÃO ZEN

A MEDITAÇÃO DA ATENÇÃO PLENA NA RESPIRAÇÃO é o passo seguinte para utilizar a atenção plena para lidar com a dor e a doença. Ela se baseia nas habilidades desenvolvidas na prática da consciência corporal, porém aplicadas de maneira mais precisa e detalhada:

- Usando a respiração para estar presente no corpo com consciência e suavizar a tensão e a resistência.
- Treinando prestar atenção em uma coisa de cada vez, usando cada respiração como objeto do foco ou da consciência. Isso é naturalmente calmante.
- Cultivando uma perspectiva mais ampla e profunda na qual se percebe como a respiração, as sensações físicas, os pensamentos e as emoções aparecem e desaparecem de momento a momento. Isso aprofunda a sensação interna de estabilidade e equilíbrio à medida que nos relacionamos com nossa experiência de maneira mais fluida e flexível.

Conectando-se com o corpo e o momento

Na prática da atenção plena na respiração, o principal objeto da atenção é a respiração natural, conforme ela flui para dentro e para fora do corpo. Como já foi dito, essa é uma maneira fantástica de estar em contato com o corpo enquanto se fica ancorado no momento presente.

A prática

Postura

Enquanto praticam a consciência corporal, muitos associam a meditação com a postura deitada e, às vezes, mostram relutância em começar a sentar para meditar. Eu costumava não dar importância a isso, considerando que, caso a postura deitada fosse mais confortável devido a um problema de saúde, ela deveria ser adotada. Mas é muito mais fácil estar vigilante e desperto na posição sentada; portanto, agora que abordaremos a prática da atenção plena na respiração, sugiro que você tente, pelo menos, sentar para meditar. Se sentir muito desconforto, sem dúvida deve continuar a meditar deitado; mas, nunca se sabe, talvez você descubra que não é tão difícil assim e que os benefícios da atenção ampliada podem superar qualquer aumento de dor.

O exercício a seguir dará a você uma noção do poder da atenção plena na respiração.

EXERCÍCIO: ATENÇÃO PLENA NA RESPIRAÇÃO

Adote uma postura confortável, sentando-se ereto, se puder, e deixe seu corpo se acomodar na superfície onde você está descansando. Conecte-se com uma consciência mais geral de como você está se sentindo, com uma atitude de curiosidade gentil.

Aos poucos, traga a consciência para os movimentos da respiração e do corpo. Preste especial atenção à expansão e ao encolhimento do abdome. Perceba que os movimentos estão continuamente mudando e pouse a atenção dentro desse fluxo de sensações.

Mantendo essa consciência na respiração como uma âncora, perceba os pensamentos que atravessam a sua mente e quaisquer emoções. Deixe-os subir e descer como ondas no oceano e note que eles mudam continuamente, assim como a respiração. Permaneça aí por alguns momentos e, cada vez que sua mente divagar, traga-a de volta à respiração e ao corpo com cuidado.

O método

Existem diversas maneiras de praticar a atenção plena na respiração, inclusive o enfoque não estruturado do exercício anterior, mas considero mais proveitoso seguir um método tradicional de quatro fases de duração aproximadamente igual. Por exemplo, se você for meditar por vinte minutos, poderá fazer quatro fases de cinco minutos cada uma. Em cada fase você pousa a atenção nas sensações da respiração natural à medida que o ar entra e sai do corpo. Não tente alterar a respiração de nenhum modo; deixe apenas a respiração fluir, num ritmo natural, e foque a consciência nas sensações do corpo, conforme ele interage com o fluxo da respiração. Lembre-se, a respiração não é uma ideia; é uma experiência física que acontece em todo o corpo.

▶ **Fase 1**

Em geral, a mente se estabiliza com mais facilidade, no início de um período de meditação, se tiver alguma coisa para fazer; assim, um recurso para mantê-la envolvida é contar as respirações, dizendo cada número em silêncio. Na primeira fase, conte até 10 no final de cada respiração, até completar dez respirações, da seguinte maneira:

- ▶ inspire, expire e diga "1";
- ▶ inspire, expire e diga "2";
- ▶ continue assim até inspirar, expirar e dizer "10";
- ▶ depois inicie novamente em "1".

Uma imagem tradicional para esse estágio da prática é imaginar-se um vaqueiro contando gado, conforme os animais atravessam a cancela. À medida que a primeira vaca atravessa a cancela, você conta "1" assim que ela chegar ao outro lado; depois, continua a contar cada vaca assim que ela passar pela cancela.

▸ Fase 2

A segunda fase é semelhante à primeira, mas requer apenas um pouco mais de concentração, uma vez que agora você antecipa cada respiração, contando antes de cada inspiração, como segue:

- ▸ diga "1", inspire, expire;
- ▸ diga "2", inspire, expire;
- ▸ continue dessa maneira até dizer "10", inspire e expire.
- ▸ depois inicie novamente no "1".

Uma imagem tradicional para esse estágio é imaginar-se contando xícaras de arroz, à medida que são tiradas de uma grande saca e antes de colocá-las na panela. Você conta "1" enquanto tira o arroz do saco com uma concha e o coloca na xícara, antes de despejá-lo na panela.

É quase certo que você perderá a contagem em algum ponto dessas duas fases, porque a mente divaga. Cada vez que perceber isso, gentilmente traga-a de volta e comece a contar de novo a partir do "1". Talvez você nunca consiga passar de uma ou duas respirações, ou talvez perceba que está contando "45, 46...", e assim por diante. Não importa. Não interessa como ou por que você perdeu a contagem, apenas perceba que isso aconteceu e, com delicadeza, volte ao número "1".

▸ Fase 3

Na terceira fase, pare de contar e siga todo o processo respiratório. Agindo assim, você expande seu campo de consciência e se envolve com todas as sensações da respiração no corpo inteiro. Essas sensações variam do primeiro contato do ar com a pele, no início de cada inspiração, até a expansão suave do peito, dos pulmões e da barriga, à medida que a respiração alcança sua plenitude natural. Em seguida, você nota como as sensações mudam à medida que a respiração volta, tornando-se expiração; quando isso termina, talvez você perceba a minúscula pausa entre as respirações e descanse. O corpo então naturalmente reage, conforme a inspiração seguinte começa a se formar.

Imagine que cada número é como um seixo lançado suavemente numa poça d'água. Entre o final de cada expiração e o início da inspiração seguinte existe uma pausa natural. De maneira muito leve e delicada, deixe cair o número no poço imóvel dessa pausa. Essa imagem torna a contagem leve e natural, em vez de dominar a consciência na respiração.

Ao desenvolvermos uma consciência estável e sutil do ritmo da respiração, nossa experiência pode se tornar bastante refinada. A consciência na respiração provê um apoio para a mente e as emoções; estas tendem a se estabilizar e acalmar. Esse estágio pode parecer relaxante porque traz uma sensação de receptividade e abertura para as experiências. Imagine a respiração como uma onda que flui, avança e retrocede numa grande praia.

▶ **Fase 4**

Na quarta fase, refine gentilmente seu campo de atenção para focar numa única sensação. Tradicionalmente, sugere-se pousar a atenção na primeira e na última sensação que surge à medida que o ar entra e sai do corpo, a qual se encontra em torno da ponta do nariz, no lábio superior ou dentro das narinas. Esse estágio vem por último porque é necessário que a mente já tenha cultivado certa calma e vigilância para se acomodar nessas sensações delicadas.

A consciência nessa fase precisa ser suave, contudo focada; se você fixá-la rígida demais, terá a impressão de que está ficando vesgo! A atenção é plena, não obstante delicada, como uma abelha juntando pólen, que toca a flor de leve, um fio de teia de aranha movendo-se suavemente com a brisa, ou uma pena que cai – quando tentamos agarrá-la, ela escapa, portanto apenas abrimos a palma da mão deixando-a se acomodar ali.

Imagine que uma onda marulha suavemente contra uma pedra. Perceba o que acontece quando elas se encontram. As sensações delicadas do contato entre respiração e pele são como o contato entre a onda e a pedra: preciso, delicado, mutável. Essa é uma imagem para o contato entre a respiração e o seu corpo.

▸ Outros pontos de foco na fase 4

O ponto principal dessa fase é reduzir o âmbito das sensações percebidas. Uma alternativa para focar na ponta do nariz é pousar a atenção no subir e descer do abdome ou no movimento do peito. Nós, que vivemos com dor, temos o hábito arraigado de usar demais a cabeça, o que pode ser reforçado quando nos concentramos na área do nariz. Entretanto, talvez você se sinta mais "corporificado" se deixar a atenção no abdome. Faça experiências e observe o que é melhor para você – isso pode mudar a cada momento. Se você tiver tendência ao tédio e à sonolência, coloque a atenção numa parte mais alta do corpo, talvez a área do nariz, porque isso tende a elevar sua energia. No entanto, se estiver inquieto e instável, foque a atenção numa parte inferior do corpo; isso naturalmente o estabilizará e acalmará.

A estrutura da prática

As quatro fases da atenção plena na respiração dão uma estrutura bastante formal à prática. Você também pode tentar fazer uma versão mais longa do exercício de respiração descrito no início deste capítulo (veja a página 191). Algumas pessoas gostam dele e consideram-no uma maneira eficaz de ficar consciente da respiração. Entretanto, a maioria acha as fases úteis por propiciarem tanto forma como variedade, especialmente enquanto se aprende a meditar.

As quatro fases têm dificuldade progressiva. Contar após cada respiração no primeiro estágio engaja a mente numa atividade, o que ajuda a sossegar. Na minha experiência, se eu apenas sentar e observar a respiração sem contar, a tendência é deixar-me arrebatar por pensamentos e sentimentos relacionados com a minha atividade anterior. Também ficarei mais envolvida com minha dor e com as reações mentais associadas a ela. Quando faço a contagem, a prática me absorve mais rapidamente.

Contar em antecipação a cada respiração na segunda fase exige um pouco mais de atenção, de modo que o praticante se aprofunda e descobre que esse estágio requer mais sensibilidade para manter o interesse e o envolvimento.

Para alguns, a contagem nessas fases é mais um obstáculo do que qualquer outra coisa. Se sentir o mesmo, sugiro simplesmente que você não conte. Lembre-se de que essa prática objetiva melhorar a atenção plena na respiração, não à contagem! Este é apenas um recurso para nos ajudar a ficar mais estáveis e calmos.

Não se conta na terceira fase porque, a essa altura, já entramos num estado mais calmo e estável de corpo e mente. Apenas deixamos a consciência nos pensamentos, sentimentos e sensações físicas, conforme eles surgem e desaparecem, mantendo uma sensação de equilíbrio e calma. Alguém já definiu essa atitude como "uma receptividade vigilante e não reativa, que não elimina os conteúdos da experiência nem reage a eles de modo compulsivo". Em outras palavras, tem-se consciência do que acontece e uma atitude de equanimidade.

Na quarta fase, a consciência é refinada para que nos tornemos mais focados, calmos e concentrados, e esse é outro aspecto importante da prática.

A mudança de ênfase conforme se passa de uma fase a outra nos ajuda a permanecer interessados e envolvidos com a prática. A transição entre as fases é um lembrete do que estamos fazendo e uma oportunidade de voltar ao momento presente, ao corpo e à respiração. Oferecer à mente alguma variedade previne o tédio e a distração, ao passo que ainda sustenta o desenvolvimento gradual da consciência. Em geral, a prática é uma maneira de reunir os elementos dispersos da consciência numa sensação integrada e plena de totalidade e calma.

MICHAEL

Sofro de fibromialgia e depressão, e foi muito bom aprender a voltar à respiração quando me perco em minha mente. Minha prática implica perceber que a mente divagou e decidir trazê-la de volta, inúmeras vezes. Antigamente, eu sentia que pensamentos e emoções me arrastavam para longe e não havia o que fazer. Eles eram muito fortes e carregados emocionalmente; pareciam muito reais. Mas a meditação começou a me mostrar que tenho escolha e posso dar folga aos pensamentos ansiosos. A consciência na respiração foi uma maneira incrível de colocar isso em prática. E, quando me envolvo de fato com a prática e simplesmente deixo fluir, surge uma riqueza extraordinária nas sensações físicas da respiração.

Explorando a prática

Distração

Embora tenha quatro fases, a técnica da atenção plena na respiração é, na verdade, muito simples: as fases são apenas maneiras diferentes de pousar a mente na respiração. Mas a maioria das pessoas considera que permanecer consciente da respiração sem se distrair não é tão simples quanto parece. Muitas vezes, a mente e as emoções rapidamente se interessam por outras coisas. Alguns dos pensamentos que entrarão em nossa mente serão intensos e atraentes; outros, vagos e indistintos. Alguns serão agradáveis e sedutores; outros, até mesmo perturbadores e desestabilizadores. Antes de se dar conta, você estará pensando no jantar, em compras, em sexo, na briga que teve na noite anterior, na coceira no pé, em seus ombros tensos, no fato de estar irritado com seu chefe (inclusive com o ensaio de todas as coisas que você gostaria de dizer a ele) etc. Em algum momento você vai se lembrar: "Puxa, eu deveria estar prestando atenção na respiração!", trará a mente de volta e, por um momento, estará em pleno domínio de si. Mas, antes que você perceba, sua mente recomeçará, muito provavelmente, a divagar.

O Capítulo 16 explica de forma mais aprofundada como trabalhar com os diversos obstáculos à meditação. Por enquanto, tecerei alguns comentários para evitar que você desanime.

É natural que os pensamentos surjam na mente de forma súbita e que você fique interessado neles. A meditação não deterá esse processo de imediato; portanto, em vez de achar que está fazendo algo errado, pois está sendo dominado por pensamentos, encare esse fato como uma oportunidade de explorar sua mente, seu coração, seus hábitos, suas tendências e inclinações, e de aprofundar o conhecimento de si mesmo.

Sempre que você traz a atenção de volta à respiração, configura-se um momento de treinamento. É assim que o coração e a mente aprendem a passar da distração habitual e reativa a um estado mais alerta, criativo e consciente. Nunca é demais ressaltar esse ponto, pois isso pode salvar você dos sentimentos de fracasso e desânimo.

Imagine o movimento suave de uma borboleta na brisa suave de um dia de verão enquanto pousa numa flor. A borboleta está equilibrada, vigilante e receptiva ao peso e ao movimento da flor, mas também muito calma e quieta. É possível sentir que a mente e o coração ficam como essa borboleta durante a meditação: cada vez que voa para longe, ela volta para descansar.

Concentração

Aprender a se concentrar nas sensações da respiração é um bom treinamento para aplicar a atenção e o esforço. Muitos pensam na concentração como uma obrigação – afinal, é do que precisamos em provas ou tarefas que consideramos difíceis. Nessas instâncias, ela costuma estar povoada de ansiedade e medo. Mas a concentração que você está aprendendo na prática da atenção plena na respiração é calorosa e delicada. É direta, mas leve; focada, mas suave.

Reduzindo a velocidade

A atenção plena reduz a velocidade das coisas. Geralmente, a experiência é repleta de ruído, conversas, atividades, decisões etc. Além disso, camadas de avaliações, pontos de vista, opiniões, reações e hábitos são acrescentadas à experiência inconscientemente. Vivendo assim, ficamos sem saber como realmente ela é.

Por meio da prática da atenção plena na respiração, aos poucos você terá maior clareza acerca do que está, de fato, acontecendo, e se familiarizará com seus impulsos e reações habituais. Você observará calmamente à medida que suas experiências físicas, mentais e emocionais surgem e desaparecem. O foco na respiração ancora a consciência no corpo e no momento presente.

Imagine-se sentado no cume de um morro, contemplando do alto uma vasta e bela planície repleta de animais e pássaros. Você observa com interesse o que está acontecendo na planície sem que sua atenção seja especialmente atraída por um ou outro animal. Talvez veja leões ou tigres que normalmente o amedrontariam, mas como você os está observando do cume do morro não há necessidade de fugir. Talvez veja uma linda gazela ou um antílope, apreciando sua elegância e observando com um interesse despreocupado enquanto permanece quieto e calmo.

Na atenção plena na respiração, seus pensamentos e sentimentos são como esses animais, e sua consciência se parece com a vasta planície. A dor e os pensamentos sobre ela podem ser muito assustadores, como os leões e os tigres, mas a atenção plena oferece uma posição vantajosa da qual você se conscientiza da dor sem reagir automaticamente a ela ou ser levado pela ansiedade e pelo medo de sentir que não existe saída.

15. Consciência amorosa

Assim como a mãe protege com a própria vida
Seu filho, seu único filho,
Assim, com corações sem fronteiras,
Que possamos cuidar de todos os seres vivos,
Irradiando gentileza em toda parte.

BUDA[93]

TENDO POR BASE A CONSCIÊNCIA CORPORAL e a atenção plena na respiração, podemos passar para a terceira prática de meditação desenvolvida pela Breathworks. A consciência amorosa, oriunda de uma prática de meditação tradicional chamada "desenvolvimento do amor incondicional" (*Metta Bhavana*), está relacionada com a gentileza e a empatia – as quais, por sua vez, trazem paz e estabilidade ao coração e à mente.

A prática

A PRÁTICA TEM CINCO FASES, nas quais conduzimos a consciência amorosa a nós mesmos, a um amigo, a alguém que não conhecemos bem, a alguém que consideramos difícil e a todos os seres vivos. Cada fase é sustentada por diversos outros elementos: atitude e intenção amorosas; respiração suave; percepção de que partilhamos padrões de vida com os outros e conduta equilibrada diante do prazer e da dor. Esses elementos serão mais bem explicados no final do capítulo.

Fase 1: reagindo com amorosidade à nossa experiência

Embora a prática diga respeito à empatia com os outros, na primeira fase se cultiva a gentileza em relação a si mesmo e a consciência da própria experiência. Isso pode parecer surpreendente e até egoísta, mas só é realmente possível nos conectarmos com os outros se antes formos capazes de nos ligar a nós mesmos com consciência, abertura e honestidade.

▶ Respiração suave

Começamos entrando numa experiência mais ampla do corpo, da respiração e do momento. Ao trazer uma sensação de calor e amorosidade à respiração, imagine-a aliviando o corpo à medida que flui para dentro e para fora. Se não conseguir se conectar à sensação de amorosidade, simplesmente respire com a intenção de reagir delicadamente.

▶ Abrindo-se para o desagradável

Uma vez acalmado, volte a atenção suavemente para o lado desagradável de sua experiência presente; ela é parte inevitável da vida. Se sentir muita dor, abra a consciência para ela com sensibilidade e ternura. Se a dor ou inquietação for de natureza mental ou emocional, procure seu eco no corpo. Por exemplo, se estiver ansioso, talvez isso repercuta como tensão no estômago. Trazer consciência a esses reflexos físicos de seus sentimentos permite a você permanecer no momento presente. (Veja mais sobre o assunto no Capítulo 16, na seção "Lidando com os pensamentos".)

No início da prática, pode parecer estranho e até masoquista levar a atenção para os aspectos dolorosos ou desagradáveis da experiência, mas existem bons motivos para fazê-lo. Quando nos sentamos para meditar, a primeira coisa que fazemos – em geral de forma inconsciente – é endurecer contra tudo que seja desagradável no esforço de tentar bloqueá-lo. Pensamos: "Tudo bem, vou meditar, sinto um pouco de dor, mas não vou sentir porque não quero admiti-la. Não gosto dela e quero ter uma boa meditação". Ao tentar excluir a dor da consciência, criamos uma resistência que rapidamente leva ao sofrimento secundário. Este se manifesta como tensão física, embotamento, relutância em sentar imóvel, irritação, e assim por diante.

Em vez de dizer: "Ah, não, essa dor nas costas novamente, não – não é justo, não aguento isso!", admita suavemente a dor: "Tudo bem, estou sentindo dor nas costas – é realmente doloroso. Inspire, expire. A dor é difícil, mas é parte de minha experiência. Vamos ver como ela é".

É possível suavizar a resistência ao lado desagradável da experiência *levando a respiração às sensações dolorosas*, inspirando a suavidade e expirando com a sensação de estar abrindo mão da resistência. É preciso tratar a dor como trataríamos uma criança ou alguém que amamos e está machucado.

Outro motivo para iniciar a prática abrindo-se à dor ou ao desconforto é garantir que o coração se mantenha suave a aberto. Se o seu reflexo inicial é se endurecer com a dor, você descobrirá que está, na verdade, endurecendo sua consciência a toda uma faixa de sensibilidade que abarca o prazer, o amor e o potencial que todos temos de viver de forma plena e vibrante.

▶ **Buscando o agradável**

Depois de sentar com sensações/experiências desagradáveis, difíceis ou dolorosas por um tempo, concentre-se nos aspectos agradáveis do momento. Por exemplo, você pode ficar mais consciente do calor de suas mãos, ou algo tão simples como não estar com fome. Perceba o alívio em torno do coração conforme relaxa numa aceitação sincera do momento, em vez de se entregar ao endurecimento que advém de resistir a ele.

Alguns consideram difícil experimentar sensações sutis. Se for o seu caso, procure sensações de energia no corpo ou aprecie o simples processo de respirar. Você não está necessariamente buscando uma experiência grandiosa ou importante – apenas deixe sua atenção permanecer em qualquer coisa agradável com uma atitude de curiosidade gentil.

▶ **Tornando-se um recipiente maior**

Tendo explorado o lado doloroso e o lado agradável de sua experiência, amplie sua perspectiva para se tornar um "recipiente maior" capaz de conter os aspectos agradável e doloroso do momento com equanimidade. Quando perceber que está tendendo para a aversão ou o apego, volte ao seu centro emocional e continue a sentar com o fluxo da experiência. Dentro dessa consciência mais ampla e integrada, investigue a natureza da experiência. *Viver com* as contínuas mudanças da vida, em vez de lutar contra elas, traz força e estabilidade. O tempo todo a prática é sustentada pela respiração suave, que acalma e acaricia toda a sua experiência.

JEMMA

Quando pratiquei pela primeira vez a meditação da consciência amorosa, não entendi a primeira fase. Não acreditei que ser amorosa comigo mesma era a base do amor aos outros. Suponho que agi assim porque não queria aceitar minha dor nas costas nem admitir que precisava de ajuda, portanto tendia a pensar que todos estavam em pior situação que eu. Foi um profundo alívio parar de me pressionar e passar a ser boa comigo mesma, ficando mais consciente de como me sinto. Tenho sentimentos e emoções, como todo mundo. Isso me deu uma sensação de estar conectada com os outros.

Pode ser desafiador olhar diretamente para experiências desagradáveis; talvez pareça impossível encontrar alguma coisa agradável. Para saber mais sobre as questões levantadas por esse estágio da prática, reveja a discussão do processo de cinco fases no Capítulo 5.

Fase 2: um bom amigo

Na segunda fase da prática, traga à mente um(a) amigo(a). No início, é melhor escolher alguém por quem não sinta atração sexual, que tenha mais ou menos a sua idade e esteja vivo. Isso evita o surgimento de sentimentos mais complicados que vêm com o desejo sexual, as dinâmicas familiares ou o luto.

Convide essa pessoa para o campo de sua consciência da maneira que parecer mais viva e envolvente. Pode ser por meio de uma imagem mental da pessoa ou de uma sensação que você tenha dela. Uma lembrança pode às vezes ajudar a evocar o amigo, mas tome cuidado para não se deixar arrebatar por ela: "Foi muito bom estar na praia com Katie. Tomamos sorvete e conhecemos aquele cara legal. Como era mesmo o nome dele?" Antes que perceba, você já se perdeu em associações. Quando notar que sua atenção divagou, apenas volte à consciência amorosa e a uma simples impressão de seu amigo.

Uma vez evocada tal impressão, sente-se com sua experiência em relação a ele e traga à mente o que vocês têm em comum. Na primeira fase, você refletiu sobre o prazer e a dor em sua experiência; agora imagine que, em cada momento da vida dele, seu amigo também sente dor, resiste a essa experiência, sente prazer e procura se agarrar a ele. Nossas histórias de vida são diferentes, mas a experiência humana básica é semelhante. Assim como você, seu amigo sente alegria e tristeza, esperança e medo, passa por triunfos e arrependimentos. Ele vive a mesma gama de emoções que você e, como você, quer amar e ser amado.

Perceba que, assim como você, seu amigo está inspirando e expirando, e que cada respiração é única e traz vida ao corpo dele, assim como respiração é o centro da sua vida. Introduza afeto na respiração: na inspiração, fique consciente de seu amigo e de sua humanidade; na expiração, expire gentileza e desejo de bem-estar para ele. Deseje a seu amigo tudo que deseja a si mesmo.

Fase 3: uma pessoa neutra

Na terceira fase, traga à mente uma pessoa por quem você não nutre sentimentos de afeto ou de desafeto, talvez porque não a conheça bem. Essa pessoa representa a vasta massa da humanidade na qual você geralmente não pensa muito. É possível até que você se relacione com ela como um objeto e não como um ser humano. Escolha alguém que você conheça de vista – o dono de uma loja ou alguém com quem você não tenha estabelecido uma ligação emocional, como um colega de escritório.

Traga essa pessoa à mente da mesma maneira que na fase anterior; a seguir, reflita sobre a humanidade compartilhada entre vocês, com seus prazeres e dores, esperanças e medos. Imagine que, como você, ela está respirando. Introduza amorosidade e interesse na respiração. Na inspiração, tome consciência dessa pessoa humana; na expiração, expire gentileza e desejo de bem-estar em direção a ela.

Fase 4: uma pessoa com quem você tem dificuldade

Na quarta fase, traga à mente alguém com quem você tem algum tipo de dificuldade ou desarmonia. Nos primeiros tempos da prática, é melhor escolher uma relação que contenha um grau leve de dificuldade, como uma irritação, e não aquele inimigo número um. Do contrário, você pode se sentir sobrecarregado por sentimentos de raiva ou aversão, o que transformará a meditação em luta.

Usando a imaginação, conecte-se com a humanidade dessa pessoa, isto é, vá além de sua noção de separação e foque no que vocês têm em comum. Reflita que, sejam quais forem as dificuldades entre vocês, essa pessoa sente a mesma gama de emoções que você e também anseia por amar e ser amada. Embora seja difícil estar com ela, na verdade vocês compartilham as mesmas tendências de evitar o desagradável e agarrar o agradável, junto com o comportamento que nasce disso – vocês não são tão diferentes, afinal.

Em vez de deixar sua reação ser dominada pela aversão, enxergue essa pessoa sob uma nova luz, sob uma perspectiva mais ampla, amorosa e empática. Nesse estágio também é possível imbuir a respiração de amorosidade. Na inspiração, tome consciência dessa pessoa; na expiração, expire gentileza e votos de bem-estar.

Ao escolher as pessoas da segunda, terceira e quarta fases, decida logo em vez de se preocupar se escolheu certo. Você talvez descubra que as pessoas se movem pelos estágios e que alguém classificado como "bom amigo" num dia passará para a categoria de "pessoa difícil" no dia seguinte! Isso é normal – todos têm altos e baixos em seus relacionamentos. Também é possível que a mesma pessoa permaneça numa fase durante dias, semanas ou até meses, e essa pode ser uma boa maneira de desenvolver sua prática.

É importante lembrar que você não está tentando mudar os outros com essa prática. Embora você possa descobrir que sua relação com eles se transformará com o tempo, isso acontecerá porque você estará se relacionando com eles de outro modo, talvez com mais amor e menos julgamentos, em consequência da prática da meditação da consciência amorosa. É impossível mudar os outros; só podemos nos responsabilizar por nossos comportamentos e reações.

Fase 5: disseminando a amorosidade universalmente

Na fase final, traga à mente as quatro pessoas em que você já pensou: você próprio, o amigo, a pessoa neutra e aquela que você considera difícil. Imagine que vocês estão sentados num círculo, ou apenas sinta as quatro pessoas e conecte-se com a consciência do que vocês têm em comum.

Agora amplie a consciência para um círculo cada vez maior de pessoas. Pense que todo ser humano sente o mesmo misto de dor e prazer que você, independentemente de sua idade, cor, classe social ou lugar de origem. Permita que a consciência amorosa permeie sua respiração à medida que pensa num círculo de vida que se amplia. Sinta o mundo inteiro respirando, subindo e descendo como ondas no mar. Conforme os limites duros da separação se suavizam, relaxe numa sensação de conexão com a vida e permaneça calmamente com a respiração suave.

Aos poucos, finalize a prática, percebendo sons e sensações no corpo. Quando estiver pronto, abra os olhos, movimente o corpo delicadamente e volte a se envolver com o dia.

Elementos da prática

Diversas atitudes essenciais percorrem todas as fases da prática da consciência amorosa. Vejamos quais são elas.

1. Atitude de gentileza e conexão

Uma palavra que evoca bem a atitude em relação à sua experiência, sempre encorajada na prática da consciência amorosa, é "ternura". Os dicionários definem "ternura" como a qualidade daquele que é terno, ou seja, que tem sentimentos afetuosos, que revela suavidade, delicadeza, brandura, que inspira compaixão. O termo sugere amor e cuidado e também perceber a exata medida de cuidado.

Ao praticar a consciência amorosa, você pouco a pouco aprenderá a distinguir a chamada *consciência indiferente* – que é fria e afastada – da *consciência emocionalmente envolvida* – calorosa, honesta e boa.

2. Intenção

E se você fizer a prática quando não estiver se sentindo terno? Tentar evocar uma emoção pode parecer artificial, mas, na verdade, a prática está ligada à forma como você se aproxima e se envolve consigo e com os outros. O fundamental é ter *intenção* de fazer uma conexão positiva com os outros, e o simples ato de inspirar e expirar com essa intenção amorosa pode ter um poder surpreendente.

Quando um jardineiro planta sementes na terra, no início não há nada que as torne visíveis, mas dentro de certo tempo elas vão brotar e vicejar. A intenção de agir com amorosidade também dá frutos no devido tempo, independentemente do que você sentir enquanto estiver fazendo a prática.

3. Respiração suave

A consciência na respiração é o fundamento da prática da consciência amorosa, bem como da consciência corporal e da atenção plena na respiração. Nessa prática, você conecta a consciência da respiração com uma atitude emocional calorosa e amável, especialmente quando percebe a dor. Faça que uma consciência terna, meiga, permeie a respiração, de modo que ela própria ajude a suavizar qualquer resistência. Na primeira fase da prática, isso significa *inspirar com consciência* de sua experiência e depois *expirar amorosidade para sua experiência*, permitindo que ela permeie o corpo. Na segunda fase, você inspira com consciência de seu amigo e, na expiração, respira amorosidade para ele – e assim por diante nos outros estágios.

4. Atitude equilibrada em relação ao prazer e à dor

Aprender a ficar consciente das dimensões agradáveis e desagradáveis da experiência é a chave para dissociar sua experiência imediata de suas reações a ela. Isso abre espaço para uma atitude mais criativa e, em vez de ser jogado de lá para cá pelas suas reações à dor e ao prazer, você sentirá maior equanimidade e estabilidade. Assim como os marinheiros colocam o lastro na quilha de um barco para evitar que ele emborque, o lastro emocional nos permite manter o equilíbrio, permanecendo num campo de consciência amplo e estável. Sentimo-nos como um transatlântico que singra um claro percurso no oceano em vez de ser um minúsculo bote à deriva, à mercê de cada onda. O que também ajuda a estabilizar a experiência é sentir que nossa energia emocional e física está baseada na parte inferior do corpo, em vez de nos identificarmos com os pensamentos e emoções que nos povoam a cabeça.

A prática regular da meditação da consciência amorosa ajuda a encaixar essa maneira de se relacionar com a experiência em seus hábitos diários. Aos poucos, você aprende a apanhar o "ponto crítico" quando uma simples experiência desagradável se transforma em resistência e evitação, ou um sentimento agradável é esmagado pelo seu desejo urgente de se agarrar nele. Conforme diz Jon Kabat-Zinn: "Você não precisa ficar fora de si quando é atingido no seu ponto fraco"[94].

Há muitas oportunidades de ficarmos irritados – a vida é assim! Mas se você estiver atento e consciente, e enxergar mais a fundo a sua experiência a cada momento, notará o impulso de "ficar fora de si", o ponto crítico, e renovará o contato com seu lastro e estabilidade.

▶ **Diários de acontecimentos agradáveis e desagradáveis**

Muitas pessoas descobrem que é vantajoso manter um diário de acontecimentos agradáveis e desagradáveis durante a semana que antecede a áprendizagem da prática da consciência amorosa. Veja um modelo para esse diário no Apêndice 2. A cada dia, você anota um fato que considerou agradável ou desagradável e as reações físicas, mentais e emocionais que ele motivou.

É provável que você perceba a real variação de sua experiência cotidiana, mesmo que esteja inclinado a pensar que ela é dominada pela dor. O diário também revela que a sua vida inclui prazeres simples aos quais você normalmente presta pouca atenção, e você poderá ver de imediato a rapidez com que o sofrimento secundário segue-se à dor ou às dificuldades.

5. Padrões compartilhados

Além de ajudar-nos a perceber nossas tendências a resistir à dor e a nos apegar ao prazer, a consciência amorosa também nos faz percebê-las nos outros. Essa é a condição humana. Na prática da consciência amorosa, refletimos sobre o modo como nossas reações nos causam sofrimento; isso nos permite ser empáticos com a dor de outras pessoas sempre que são atingidas pelas flechas do sofrimento secundário. Em vez de reagir ao comportamento dos outros, essas reflexões nos ajudam a entendê-las, o que leva à identificação e à tolerância. Passamos do isolamento, quando nos concentramos em nossas diferenças em relação aos outros – tendência especialmente forte naqueles que vivem com dor –, para a conexão, quando notamos que nossos padrões de vida são semelhantes. Os detalhes da vida de cada um são únicos, mas a experiência humana básica é muito semelhante.

16. Lidando com pensamentos e emoções

AGORA QUE VOCÊ CONHECE OS PRINCÍPIOS BÁSICOS da meditação e a estrutura das práticas, é o momento de aprender a trabalhar com a sua experiência em cada sessão de meditação – especialmente a lidar com pensamentos e emoções.

Lidando com os pensamentos

EM GERAL SE CONSIDERA QUE MEDITAR significa não pensar ou até mesmo esvaziar a mente. Vamos esclarecer isso já. É perfeitamente normal pensar – é isso que a mente faz. Assim, com exceção de estados meditativos muito refinados, os pensamentos estarão sempre presentes na meditação. A pergunta não é "Como me livrar dos pensamentos?", mas "Como trabalhar de maneira eficaz com os pensamentos e mudar minha relação com eles?" Na meditação da atenção plena você não tenta afastar os pensamentos nem isolar-se deles. Ao contrário, o objetivo é ter consciência de tudo que acontece a cada momento, inclusive seus pensamentos, com uma atitude não reativa.

Ao meditar, talvez você descubra que diversos processos de pensamento ocupam sua mente, dominando-a com uma intensidade impressionante. Você pode ter a impressão de que está pensando ainda mais do que antes. Isso é improvável; na verdade, você só está ficando mais consciente do que já existia sob o radar de sua consciência. O constante rumor dos pensamentos é como o ruído de fundo de uma máquina de lavar, que muitas vezes não se percebe até que ela comece a centrifugar a roupa. Toda vez que você medita, os pensamentos que percebe já terão ressoado além de sua consciência, influenciando suas ações e emoções. Você pode sentir tensão corporal motivada por pensamentos ansiosos que não foram plenamente registrados, ou sentir uma depressão cuja causa desconhece ou não consegue mudar. Porém, perceba que pensamentos raivosos sobre sua dor e doença rondam sua mente. Esses são exemplos de "estar no piloto automático", e é como a maioria de nós vive na maior parte do tempo. Apenas quando tomamos consciência desses pensamentos conseguimos nos responsabilizar pela maneira de reagir a eles, e um dos principais propósitos da meditação é estar consciente dos pensamentos e encontrar maneiras criativas de se relacionar com eles.

Olhe para os pensamentos e não a partir deles

Em geral, quando nos surge um pensamento, tendemos a acreditar no que ele está dizendo e a olhar o mundo *a partir* da perspectiva desse pensamento. Mas a atenção plena dos pensamentos significa olhar *para* eles, e não *a partir* deles. Por exemplo, imagine-se fazendo a prática da consciência corporal e pensando: "Eu não consigo fazer isso, é melhor desistir". É fácil acreditar no que o pensamento está lhe dizendo, mas se você perceber que se trata apenas de um pensamento, e não de uma verdade objetiva, ele perderá força. Deixe estar o pensamento e continue com a prática da consciência corporal. É importante lembrar que "pensamentos não são fatos – mesmo aqueles que dizem que são!"[95]. Isso não significa que tudo que você pensa seja falso, apenas que nem tudo é verdadeiro e algumas coisas são falsas e inúteis. A atenção plena nos faz perceber os pensamentos sem considerá-los pelo valor aparente ou acreditar cegamente neles.[96]

TOM

Tenho enxaquecas que são sucedidas de dois dias de completa exaustão. Uma das melhores formas de lidar com elas é levar atenção plena aos pensamentos. Eu tinha pensamentos opressivos, como: "O que falta acontecer? Meus problemas físicos nunca terminarão?" Mas se eu apenas deixar que esses pensamentos surjam e desapareçam e lembrar que eles NÃO são fatos, mas pensamentos que eu ACHO que são verdadeiros, meu modo de pensar muda. Noto que eles não são produtivos, então não entro neles. Quando lido com as enxaquecas com delicadeza, sabendo que, como todas as coisas, elas vêm e vão, surge uma sensação maravilhosa de paz.

Pensamentos emocionalmente carregados

A sua capacidade de perceber pensamentos sem acreditar neles depende, em parte, da natureza do pensamento. Alguns são bastante triviais e não têm uma "carga" emocional forte.[97] Se você estiver meditando e ocorrer o pensamento: "O que vou almoçar hoje?", será fácil percebê-lo e soltá-lo. Outros pensamentos são mais urgentes, embora ainda bastante triviais. "Não posso me esquecer de enviar um cartão de aniversário para Bill" logo se transforma em "Preciso escrever o cartão para Bill agora". Pode ser difícil resistir ao ímpeto de se levantar e escrever o cartão naquele momento, embora na verdade você pudesse escrevê-lo mais tarde. Se você perceber o pensamento *como um pensamento*, pode decidir como reagir, em vez de se ver escrevendo o cartão sem ter decidido conscientemente parar de meditar! Se você costuma ser incomodado por pensamentos como "Preciso me lembrar...", mantenha caneta e papel ao seu lado enquanto medita e anote-os. Então, solte o pensamento e volte a meditar.

Alguns pensamentos têm uma forte carga emocional e é difícil percebê-los como pensamentos. Por exemplo, "E se esse caroço no meu pescoço for câncer? Não vou aguentar. Quem vai cuidar de meus filhos se eu morrer?" Nesse exemplo, uma simples observação – um caroço que pode ser inofensivo – terminou na especulação "Eu vou morrer".

Esperar pelo pior

Outra expressão para essa tendência é "esperar pelo pior", tendência comum para aqueles de nós que vivem com dor e doença. É fácil identificar-se demais com um elemento da experiência e perder a perspectiva. Um de meus professores de meditação me contou que, quando era pequeno, caiu e sujou a calça na altura dos joelhos. Ele se queixou à mãe: "Estou sujo!" Ele chamou isso de "síndrome de estar-todo-sujo" porque era assim que ele se via, mesmo que se tratasse de uma pequena mancha de lama em seus joelhos. Identificamo-nos facilmente com a parte dolorosa da experiência, tomando-a pela totalidade, quando, de fato, talvez seja apenas um ponto de dor nas costas, por exemplo.

Também podemos esperar por dores piores. Recentemente, num curso da Breathworks, Sylvia falou sobre uma dor de estômago que aumentara. Ela se preocupava incessantemente com a dor e disse: "No fim das contas, eu estava morta e enterrada e assistindo a meu próprio funeral!" Ela havia sido arrebatada pelo pensamento de esperar pelo pior, envolvendo-se com ele como se fosse um fato, e passava horas absorta numa fantasia autodestrutiva.

Pensamentos como esse são convincentes, e se tentamos suprimi-los isso pode gerar tensão e cansaço. Atenção plena é aprender a notar esses pensamentos pelo que eles são: apenas pensamentos, não a realidade – e voltar à experiência sentida imediata do momento presente e do corpo, lembrando que cada momento é multifacetado e contém mais do que somente dor. Isso nos permite interromper as histórias que contamos a nós mesmos e aumenta nossa resistência emocional.

O problema de acreditar nos pensamentos

Em geral, acreditar num pensamento é relativamente inofensivo. Por exemplo, parar de meditar e escrever o cartão de aniversário de Bill não é tão importante. Contudo, outros pensamentos podem causar sofrimentos desnecessários. Um exemplo: "Há tanto que fazer no escritório que nunca conseguirei terminar o trabalho". Talvez isso não seja verdade, e acreditar nisso poderá estressá-lo. Ou, diante de uma tarefa complicada, você pode pensar: "Isso é difícil demais. Não consigo". Isso se aplica até mesmo à meditação: "Não consigo meditar – não sou bom nisso". Mais uma vez, talvez isso não seja verdade, mas se você acreditar pode desistir, desencadeando outro pensamento: "Não sou bom em nada". Isso definitivamente não é verdade, mas talvez motive ainda outro pensamento: "Sou imprestável". Antes de se dar conta, você estará se sentindo deprimido.

Para aqueles de nós que lidam com a dor e a doença, é muito importante ver os pensamentos pelo que eles são, pois já temos muita coisa com que nos preocupar. Se você não conseguir dominar os pensamentos, logo descobrirá que se sente infeliz. Ainda bem que podemos manter a perspectiva e o equilíbrio tornando-nos conscientes. No quadro abaixo, algumas formas produtivas de considerar seus pensamentos:

IMAGENS PARA OLHAR *PARA* OS PENSAMENTOS EM VEZ DE FAZÊ-LO *A PARTIR* DELES

O trem de pensamentos

Imagine-se parado numa ponte olhando para baixo enquanto um trem comercial com vagões abertos passa devagar sobre os trilhos. Cada vagão é um pensamento, e sua tarefa é observar sua passagem – agora você está olhando para seus pensamentos. Mas, vez ou outra, você perde a atenção e pula para dentro de um dos vagões, deixando-se arrebatar para o futuro por aquele pensamento – agora você está olhando a partir de um pensamento.[98]

Um teatro

Você está sentado na plateia de um teatro. Os atores entram pelo lado direito do palco, um de cada vez, atravessando-o e saindo pelo lado esquerdo. Imagine que esses atores são pensamentos e você os está deixando atravessar o palco.[99]

Céu e nuvens

O céu é a sua mente e as nuvens são os pensamentos que vão e vêm. Algumas podem ser brancas e pequenas, enquanto outras talvez sejam grandes e escuras. Algumas podem ser tão grandes que cobrem todo o céu. Mas nunca esqueça que o céu azul está sempre lá, mesmo que não consiga vê-lo.

Folhas num córrego

Você está sentado numa pedra no meio de um córrego, olhando para a água. É outono e as folhas estão caindo dos galhos que se projetam sobre a água. Imagine que as folhas são seus pensamentos. Observe as folhas conforme elas passam, deixando-as como são, sem interferir na trajetória delas pelo córrego.

Classificando pensamentos

Outro modo de obter alguma distância dos pensamentos é classificá-los. Perceba a categoria do pensamento expresso – por exemplo: "planejar", "preocupação", "ensaiar", "julgar", "fantasiar", "criticar", "lembrar" e assim por diante. Essa é uma maneira excelente de neutralizar a carga emocional do pensamento e de manter a perspectiva olhando *para* eles, e não *a partir* deles.

Digamos que você está praticando a atenção plena na respiração e pensa: "Aposto que amanhã serei reprovado no meu exame de habilitação. Não consigo lembrar as regras de conversão no tráfego. E como dar partida em ladeiras? Ah, meu Deus, não me lembro de nada, será um desastre!" Quando isso acontecer, perceba o tipo de pensamento e classifique-o de "preocupar-se, esperar pelo pior". Então retorne ao corpo, à respiração e ao momento presente.

Imagine-se praticando a consciência corporal e a sensação de relaxamento desencadeando o seguinte processo de pensamento: "Preciso marcar uma sessão de osteopatia. Foi tão bom da última vez... Peter realmente conseguiu soltar meu pescoço. A sala dele é tão agradável – calma, silenciosa. Não seria ótimo tomar um café naquele bar lá perto?" A prática é perceber a si mesmo e introduzir os rótulos "lembrança" e "fantasia". A seguir, você poderá voltar à consciência corporal.

Quando comecei a utilizar esse método, identifiquei o hábito de ensaiar os acontecimentos antecipadamente. Notei que desde criança eu passava horas planejando o que ia dizer antes que as situações acontecessem, especialmente aquelas que me deixavam ansiosa – embora quando chegasse o momento eu quase nunca dissesse algo ensaiado. Percebi que podia deter o processo ao classificá-lo de "ensaiar".

É importante perceber essas categorias de pensamento com leveza e sem julgamentos e, ao mesmo tempo, permanecer emocionalmente envolvido com a experiência. Sua mente apenas está fazendo o que toda mente faz, e talvez você até consiga desenvolver um senso de humor a esse respeito. Muitas vezes considero minha mente divertida!

Localizando os pensamentos no corpo

Outro método de evitar ser carregado pelas "histórias" criadas pela mente é identificar onde um pensamento está localizado no corpo. Talvez você ache que os pensamentos estão armazenados na cabeça, mas se examinar com atenção perceberá a relação entre pensamentos e sensações físicas. Se você tiver o pensamento ansioso "Tenho de terminar este trabalho para cumprir o prazo" e prestar atenção ao que acontece fisicamente, notará alguma tensão associada a ele – talvez aperto no estômago, respiração superficial ou maxilares cerrados.

A maneira como os pensamentos são expressos fisicamente varia, mas existe sempre uma forte relação entre a mente e o corpo. Talvez você sinta que não consegue se distanciar de um processo de pensamento. Mas se conseguir localizar sua expressão no corpo e levar a atenção para essas sensações você se sentirá fundado no corpo e no momento e automaticamente tomará alguma distância do pensamento. Se você relaxar a parte afetada do corpo, talvez perceba que os pensamentos também relaxam um pouco. Esse sistema de *feedback* solapa o poder do pensamento: à medida que você relaxa o corpo, a mente relaxa – e isso, por sua vez, relaxa o corpo.

E os pensamentos criativos?

Às vezes, surgem *insights* produtivos e criativos à medida que a mente relaxa na meditação. Conforme a mente se aclara, você pode ver a resposta a um problema que o preocupa, ou sentir um lampejo sobre questões fundamentais da vida. Já tive pensamentos que me deram mais perspectiva em relação à minha deficiência física ou à maneira como minha situação afeta meus amigos e minha família, e isso me trouxe empatia e amor.

Pensamentos como esses são muito positivos, mas dentro da meditação a prática é deixá-los surgir e desaparecer, sem sermos apanhados por eles. Cada prática descrita neste livro tem um foco claro – tal como o corpo, a respiração ou a pessoa a quem você dirige a consciência amorosa. Independentemente do pensamento que surgir, os benefícios da prática virão se você seguir a estrutura da meditação. Você pode pensar na vida a qualquer momento, mas não conseguirá fazer uma prática de consciência corporal ou de atenção plena na respiração a não ser que esteja meditando! Cada vez que se conscientizar de um pensamento, apenas anote-o mentalmente e depois volte à respiração, ao corpo, ao momento. Recomendo a você dedicar algum tempo diário fora da meditação para refletir calmamente sobre sua vida e retomar quaisquer pensamentos criativos que percebeu enquanto meditava. Outra sugestão é manter um diário ou conversar com um amigo; dessa maneira, os frutos da meditação afetarão toda sua vida.

Trabalhando com estados emocionais intensos

Pensamentos e emoções estão intimamente relacionados. Todos os exemplos de pensamentos perturbadores dados neste capítulo tinham um componente emocional. O pensamento "O que vou almoçar hoje?" é motivado por anseio e desejo. "Não posso me esquecer de enviar um cartão de aniversário para Bill" contém um tom de ansiedade e, talvez, a preocupação de que Bill pare de gostar de você caso esqueça o aniversário dele. "E se o caroço que descobri em meu pescoço for câncer?" origina-se diretamente do medo.

À medida que percebe os pensamentos como uma parte distinta de sua experiência, em vez de perder-se nos "conteúdos" do que pensa, será melhor lidar com as emoções de forma gradual. Você também pode trabalhar diretamente com os estados emocionais, e isso influenciará seus pensamentos, uma vez que ambos sempre se afetam. Diversas emoções podem afetar sua meditação, e talvez você fique espantado com a quantidade de emoções que é possível sentir, mesmo num curto tempo. Essa é uma parte perfeitamente normal do processo de estar vivo.

Mas a meditação da atenção plena não almeja que nos livremos de emoções difíceis ou geremos artificialmente emoções positivas superficiais; ela nos torna mais conscientes de nossa experiência – inclusive das emoções – a cada momento. Da mesma forma que os pensamentos surgem e desaparecem, uma emoção também é uma experiência transitória; assim como se acredita no conteúdo dos pensamentos, vivenciam-se as emoções como exaustivamente realistas. Mas, se você conseguir perceber com atenção plena os estados emocionais constringidos, eles tenderão a se suavizar. Essa relação mais solta com as emoções permite que sentimentos mais relaxados, calmos e positivos surjam e cresçam. Eis novamente a dimensão mágica, alquímica da consciência.

IMAGENS PARA OS DISTÚRBIOS EMOCIONAIS

Se a mente estável e calma é como um lago imóvel e cristalino, as emoções perturbadoras interferem na água de várias maneiras:

- ▸ Raiva, ódio e fúria são como água fervendo.
- ▸ Desejo e angústia são como água colorida por tinturas sedutoras.
- ▸ Ansiedade, inquietação e preocupação são como água encrespada pelos ventos que a agitam.
- ▸ Preguiça, depressão e desânimo são como água viscosa devido a algas.
- ▸ Dúvida e falta de confiança são como água estagnada e suja.

Considero essas imagens úteis quando medito. Identificar o tipo de estado emocional que estou vivendo e a maneira como ele perturba a água clara da mente me dá perspectiva. Posso olhar para a emoção em vez de me identificar com ela. Então permito que a água turbulenta se estabilize para que eu retorne aos poucos à calma e à clareza.[100]

O caminho do meio entre a identificação excessiva e a supressão

Ter uma consciência atenta das emoções significa encontrar um caminho intermediário entre estar excessivamente identificado com seu conteúdo e afastá-las ou suprimi-las. Se você descobrir que está muito identificado com uma emoção – por exemplo o medo –, tente incluir em seu campo de consciência o corpo e a respiração; se estiver afastando uma emoção, o que deixa você bloqueado e insensível, vá na direção dela. Faça isso explorando as sensações no corpo relacionadas com a emoção (percebendo onde o medo é expresso fisicamente, por exemplo) ou repousando a consciência na área do coração com suavidade e cuidado. Pode ser fascinante aprender a trabalhar com os estados emocionais dessa forma, notando quando precisa recuar ou se aproximar.

Meditação e familiarização

É fácil desanimar quando se vivencia uma emoção perturbadora durante a meditação. Prossiga! É isso o que significa aprender a conhecer o coração e a mente. Encare a meditação como algo que mudará você em longo prazo, em vez de julgá-la numa única sessão devido aos seus altos e baixos. O termo tibetano para meditação significa "familiarização"[101]. Isso indica que a meditação diz respeito a ficar mais consciente das coisas que movem você, familiarizando-se com as tendências do coração e da mente. Seja qual for a sua experiência, é uma oportunidade de aprendizado. Se as coisas estão difíceis e você fica nervoso, pelo menos evite enervar-se pelo fato de *estar* nervoso! O princípio básico da meditação é a consciência do momento presente no corpo e na respiração, sendo sempre possível retornar para essas presenças estabilizadoras e tranquilizadoras.

Às vezes, uma sessão inteira de meditação pode consistir em sermos arrebatados pelo medo, perceber isso, voltar para o corpo, praticar uma respiração calmante, saltar para o medo novamente, perceber isso, voltar para o corpo, e assim por diante. Isso não parece muito agradável, mas seria considerado um período de meditação extremamente eficaz. Conduzir a consciência à sua experiência é muito mais saudável do que tentar bloquear o medo ou ficar dando voltas na ruminação e ansiedade. Aprender a "sentar com" emoções intensas de maneira estável é um tremendo treinamento para todos os aspectos da vida.

Há alguns anos, num retiro, fui acometida por medo e confusão. Cada sessão de meditação era dominada por emoções intensas e pensamentos que cresciam desordenadamente. Eu suava de nervoso, tive diarreia, perdi peso e sentia palpitações. Toda noite eu deitava na cama sem conseguir dormir e me sentia com raiva e humilhada pelo que estava acontecendo. Quando começava a vivenciar o medo – uma espiral que crescia em intensidade –, eu não sabia lidar com ele. Um amigo me ajudou dizendo que eu devia estar sentindo medo do desconhecido, por estar num cenário interno não familiar. Nunca mais seria tão ruim, porque das próximas vezes eu teria adquirido maior autoconhecimento para me orientar.

Meu amigo tinha razão. O medo e a insegurança às vezes surgem como uma experiência "primária", mas, pela minha familiaridade com minha paisagem mental e emocional obtida com anos de meditação, agora consigo sentar com esses sentimentos sem entrar em pânico ou cair nas complexas reações que produzem o sofrimento "secundário". Isso me dá confiança e estabilidade, algumas das maiores dádivas da meditação. Com a prática constante, aprendemos a conviver com as experiências mentais e emocionais com maior leveza, por mais intensas que sejam, e a voltar ao fluxo da vida, apreciando a experiência conforme ela surge e desaparece.

Você também pode sentir emoções positivas como a alegria e o amor brotando na meditação. Se deixá-las ser o que são, sem se agarrar a elas, descobrirá que elas crescem naturalmente – esse é um dos aspectos mais belos da meditação.

A exploração da meditação (nas Partes IV e V deste livro) permitirá a você estabelecer e manter uma prática pessoal e regular de meditação e trabalhar com as distrações que inevitavelmente surgirão. Se você persistir, prevejo com confiança que sentirá a paz e o bem-estar que são os frutos da meditação. Isso o ajudará a viver em maior harmonia com as suas circunstâncias, sejam elas quais forem.

PARTE VI

▼

ATENÇÃO PLENA EM TODOS OS MOMENTOS

17. Atenção plena na vida diária

NESTE CAPÍTULO, SUGIRO FORMAS de levar a atenção plena ao âmago das atividades diárias. A meditação e o movimento consciente são fundamentos essenciais do treinamento da atenção plena, mas o segredo de viver bem com a dor e a doença é ser capaz de manter essa consciência nas atividades cotidianas. Não é fácil, e você deverá examinar atentamente os seus hábitos mais arraigados se quiser sustentar a atenção plena fora das práticas formais que introduzi nos capítulos anteriores.

Alinhando suas aspirações com a realidade

UM DOS DESAFIOS MAIS CRUCIAIS é alinhar suas aspirações – o que você se determinou a conseguir – com uma noção precisa das circunstâncias. Demora até que você oriente sua vida numa direção significativa e, ao mesmo tempo, realista, dado o seu estado de saúde.

No começo, quando eu vivia com dor e incapacidade física, costumava me comportar de uma maneira que piorava o meu estado. Por estar frustrada, eu arrastava os móveis, carregava sacos pesados de compras, tentava escalar montanhas e sentava na frente do computador por horas seguidas. Ao fim de cada dia, eu me sentia em ruínas e deitava na cama desesperada, pensando: "Se pelo menos eu conseguisse chegar ao ponto em que não quisesse mais fazer as coisas que me prejudicam..." Isso parecia um sonho impossível, pois minhas aspirações e valores pessoais ainda estavam relacionados com uma vida ativa e saudável, e não com uma pessoa com dor como eu. Kerry, uma jovem com graves dores crônicas, descreve sua experiência de modo muito semelhante (veja o quadro a seguir).

VIVA BEM COM A DOR E A DOENÇA

KERRY

Fui bem nas provas na faculdade e quero me formar e construir uma vida, apesar de meus problemas de saúde, mas parece que não consigo encontrar o equilíbrio entre tomar conta de mim mesma e atingir meus objetivos. Cuidar das minhas costas parece implicar o sacrifício de diversas de minhas aspirações, e estas parecem entrar em conflito com meu estado de saúde. Sinto-me bem quando realizo algo, mas me culpo quando o preço disso é o aumento da dor. Sinto-me mais positiva em relação a mim mesma quando ouço meu corpo e mantenho a dor no patamar mínimo, mas então acho que a vida está passando e estou sendo deixada para trás.

Lamento por Kerry e outros jovens que conheci em meus cursos, mas eu lhes digo que, com o treinamento consistente de atenção plena, é possível alinhar os próprios sonhos com a vida como ela é. Encoraja-me o fato de que, em geral, as coisas que quero fazer atualmente trazem benefícios (e não malefícios) ao meu corpo. Eu nem mesmo *quero* mais escalar montanhas! Abandonar esse sonho parecia impossível vinte anos atrás, mas ele foi substituído, sem perceber, pelo amor à meditação e pela exploração do mundo *interno*. Hoje encontro mais sentido e realização do que nunca e posso viver de modo sustentável *com* o corpo que tenho – e não *apesar* dele.

Você pode descobrir que seus valores e aspirações mudam naturalmente conforme pratica a atenção plena e cresce em autoconsciência. É importante escutar sua voz interior. Talvez você decida mudar de carreira ou adotar um *hobby*; talvez perceba que eliminou de sua vida atividades que causavam prazer e decida retomar antigos interesses. O importante é ter coragem de seguir seu coração em alinhamento com sua condição física e ter um estilo de vida realista para sustentar suas aspirações.

O ciclo: um passo para a frente e três passos para trás

A PRIMEIRA COISA A FAZER É CONSIDERAR algumas tendências básicas. Uma das mais comuns entre aqueles que vivem com a dor e a doença é exagerar quando se sentem bem, fazendo que seus sintomas piorem em consequência disso. Antes que se deem conta, estão presos num ciclo de excesso de atividade num dia e de subatividade no dia seguinte, o que os impede de levar uma vida normal. No manejo da dor, essa oscilação de um extremo para o outro é chamada de "ciclo da superatividade/subatividade" ou "um passo para a frente, três passos para trás".

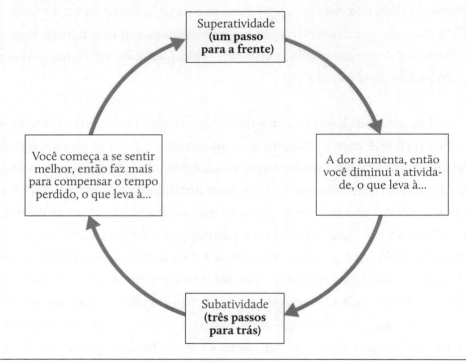

FIGURA 33 | O ciclo de um passo para a frente e três passos para trás

A maioria de nós diminui as atividades quando a dor está pior, possivelmente indo para a cama; depois, tenta compensar, fazendo todas as coisas que não havia completado antes e exagerando na dose. Como perdemos a aptidão física enquanto descansamos, é mais provável que forcemos os limites do corpo quando voltamos à ativa; isso traz mais dor. Com o passar do tempo, as crises de dor aumentam e a capacidade física se deteriora; além disso, sentimos medo, ansiedade e frustração. Esse ciclo pode se repetir várias vezes por dia ou durar dias ou semanas. (Essa é uma versão comportamental de "bloquear" e "afundar", os dois polos do sofrimento secundário que apresentei no Capítulo 3.)

Você também pode se sentir tolhido por tendências de medo e evitação. Temendo fazer qualquer coisa que cause dor, você pode chegar a evitar qualquer atividade que seja. Cada vez que você tenta se recompor, a dor e o medo pioram, de modo que você diminui ainda mais a atividade. Logo a existência pode se tornar extremamente limitada. Você odeia sua condição – que parece controlar a sua vida – e sente que perdeu o domínio de si. Sei como esse sentimento de impotência pode ser assustador.

Rompendo o ciclo

Para viver bem com sua condição, é vital romper esse ciclo e retomar um nível estável e sustentável de atividade, se quiser manter a saúde e o bem--estar sem exageros. Isso é chamado de "marcar o passo", ou seja, estabelecer um ritmo sustentável para os seus dias. O fato de ter dor ou uma enfermidade pode significar que você precisa aceitar limitações – por exemplo, a paralisia que afeta meus membros inferiores indica que não consigo andar e correr como antes, e frequentemente preciso de uma cadeira de rodas. Mas, ainda assim, você pode descobrir seu nível máximo de atividade, dadas essas limitações, e mantê-lo tão regular e variado quanto possível. Não é necessário correr uma maratona; você pode conseguir muito mantendo o corpo ativo na vida diária e praticando algum exercício cardiovascular, como nadar ou andar rapidamente, para elevar os batimentos cardíacos. Quando a dor estiver aguda, você talvez precise passar um tempo na cama, mas faça que seja o mais breve possível e retorne às atividades diárias normais assim que conseguir.

BETTY

Adoro marcar o passo quando tudo está indo bem. Nem sempre quero fazer isso e acho frustrante, mas isso mudou minha vida e abriu novas possibilidades, como sair à noite quando eu tiver descansado. O que eu precisava entender era o conceito de descansar antes de me sentir cansada. Estava acostumada a me forçar até cansar, então foi diferente parar antes de chegar à exaustão. Eu passo para a atividade seguinte sentindo-me renovada e não exaurida.

Marcando o passo ou "ritmo"

A Breathworks desenvolveu um programa sistemático de atenção plena na vida diária que utiliza a manutenção e a análise de diários para esclarecer suas tendências e permitir a você viver de maneira compassada. Isso implica fazer intervalos *antes* de ficar exausto e usar um cronômetro que o lembre de fazer pausas regulares.

Ao escrever este livro, fiquei na frente do computador apenas vinte minutos por vez, porque esse é o tempo em que posso trabalhar antes que minha dor aumente. Depois eu me deito, ou faço outra coisa leve, antes de retornar ao computador por mais vinte minutos. Dessa maneira, consigo trabalhar horas seguidas, ao passo que se agisse sem levar a atenção plena às minhas atividades eu trabalharia até que a dor se tornasse insuportável – talvez uma ou duas horas –, ficando mal pelo resto do dia. Surpreende-me quanto posso realizar com essa ação constante e regular.

Faça algo prazeroso nos períodos de descanso

É mais provável que você mantenha o ritmo se intercalar as atividades ritmadas com uma ocupação agradável e relaxante. Por exemplo, se você precisa deitar-se com regularidade mas acha difícil parar, talvez a leitura de um bom livro ou revista o ajude a persistir com seus planos de marcar o passo. Se você não aproveitar os intervalos, sentir-se-á frustrado e será mais provável que continue a trabalhar quando precisa parar. Diane era uma grande fã de *Família Soprano*. Ela executava o serviço doméstico por um período de tempo e depois fazia um intervalo e assistia a dez minutos de um episódio desse seriado antes de voltar ao trabalho.

Em meu ritmo de atenção plena, nos vinte minutos de computador intercalados com os quinze minutos de repouso na cama, descobri que fico mais feliz quando leio um romance leve com um bom enredo enquanto descanso. Os *thrillers* parecem dar conta do recado especialmente bem! Fico entretida facilmente com minha atividade "de descanso" e não me sinto tão frustrada. Às vezes, é claro, tenho vontade de atirar o cronômetro longe e ignorá-lo quando ele diz que é hora de parar de trabalhar – e de fato faço isso! Posso perder a razão e forçar por mais tempo além dos vinte minutos, mas sempre pago o preço com o aumento dos sintomas. Por isso, aos poucos comecei a aceitar que marcar o passo é realmente a única maneira sustentável de manter uma boa qualidade de vida quando temos dor.

Jenny tinha dor nas costas e aprendeu a levar a atenção plena às suas atividades diárias:

JENNY

Calculei que conseguiria suportar dez minutos sem que houvesse aumento de dor. Se estiver lavando a louça, regulo o cronômetro para dez minutos, e quando ele toca eu faço outra coisa – como me deitar ou ficar sentada por um tempo. A seguir, passo mais dez minutos lavando louça. Fazer isso nunca me tinha passado pela cabeça. Eu achava que, uma vez que se começa a lavar a louça, prossegue-se até terminar. Foi revolucionário pensar que podemos interromper várias vezes alguma coisa e depois retomá-la.

Logo aprendi que estava tirando conclusões errôneas acerca dos aumentos e diminuições de minha dor. Eu sabia que ela melhorava ao me deitar, então pensava que devia ficar deitada pelo maior tempo possível. Também havia notado que caminhar trazia benefícios; portanto concluí que deveria dar longas caminhadas. Nenhuma dessas estratégias foi muito útil. Eu precisava aprender que era necessário mudar sempre de atividade. Uma caminhada de quinze minutos e um repouso de dez minutos eram a melhor escolha. Ficar mais tempo na posição deitada aumentava a dor.

Isso imediatamente me deu uma sensação de ter uma escolha para lidar com a dor, em vez de ser vítima dela. Não consigo controlar todas as condições externas, mas posso ter mais consciência das escolhas que faço.

Aprendi que, para manter minha dor dentro de limites realistas, preciso deitar por cinco minutos a cada hora e meia. Não consigo sentar ao computador por mais de vinte minutos, posso caminhar por cerca de uma hora, preciso fazer diversos movimentos conscientes todos os dias e quase nunca consigo me sentar com conforto numa cadeira. Também foi uma surpresa descobrir que posso sentar num carro em movimento por três horas, mas num trem só por uma hora. O equilíbrio de minhas atividades precisa ser bem ajustado. Por exemplo, em minha vida normal preciso de mais descanso do que a maioria das pessoas, mas em retiros de meditação (que frequento com regularidade) tenho de fazer mais atividades do que os outros.

O intervalo de três minutos de respiração

Outra excelente maneira de trazer a atenção plena à vida diária é por meio do "intervalo de três minutos de respiração". Trata-se de uma pausa em que você para de fazer tudo que estava fazendo por três minutos. Você se senta em silêncio numa posição confortável; se preferir, pode ficar em pé, deitado ou adotar qualquer outra postura de sua escolha. É uma ótima forma de ficar mais consciente do que está fazendo, de como está se sentindo, e assim por diante. Em geral, é possível encontrar um modo de encaixar um intervalo para respirar em suas atividades no decorrer do dia, em intervalos regulares.

Em primeiro lugar, você para o que está fazendo e fica imóvel, talvez de olhos fechados (ou semiabertos). Pergunte-se: "Como estou me sentindo em meu corpo neste momento?" e gradualmente permita-se ficar mais consciente das diversas sensações físicas no corpo. A seguir, sinta os suaves movimentos do corpo enquanto respira. Leve gentilmente a atenção para os locais com dor e permita que quaisquer músculos que porventura se contraíram se suavizem na inspiração e expiração. Você também pode tomar consciência de como está se sentindo emocionalmente e de que pensamentos cruzam sua mente.

Se você permanecer consciente dessa forma de respiração, bem como de quaisquer sensações, sentimentos e pensamentos por pelo menos três minutos, provavelmente descobrirá que ficou mais calmo e centrado, sentindo-se capaz de retornar às atividades com uma perspectiva mais estável e renovada. Essa prática pode interromper a tendência de operar no piloto automático e ajudá-lo a recuperar a iniciativa da maneira como aborda suas atividades.

Você pode usar um cronômetro para lembrar-se de parar em intervalos regulares e marcar os três minutos do intervalo de respiração.

JANET

Para mim, parar é muito difícil. Uma meditação de três minutos ajuda a interromper o frenesi que rapidamente se forma em minha vida diária. Lembrar-me de praticá-la é um problema, então aprendi a regular um cronômetro que toca a cada hora para me avisar de que devo parar. Sento-me em silêncio por três minutos e me concentro na respiração e no meu corpo, logo me sentindo muito mais calma. É uma maneira simples e intensa de trazer a meditação e a consciência para a vida diária.

O sono e a alimentação no método da atenção plena

QUANDO SE ESTÁ TENTANDO CONVIVER com a dor e a doença, facilmente se negligenciam as coisas óbvias, como alimentar-se bem e criar uma rotina regular de sono. Não há meditação que compense três boas refeições por dia e períodos de sono restaurador; assim, é importante prestar atenção a essas áreas se você quiser estabelecer uma prática produtiva de atenção plena.

A dor e a doença muitas vezes levam as pessoas a perder o emprego, com uma consequente desestrutura no dia. Como os problemas de saúde também desorganizam o sono, você pode acabar ficando acordado até muito tarde e depois se sentir exausto e sonolento durante todo o dia. Quando finalmente se arrasta para fora da cama, a primeira coisa que você faz é tomar remédios, o que causa náuseas pelo fato de estar de estômago vazio. Por se sentir doente, você não faz seus alongamentos consciente nem medita, e antes que perceba envereda na direção de uma dieta insuficiente, falta de exercícios e de motivação para meditar. Talvez você descubra que nunca faz uma refeição nutritiva adequada.

Caso seja essa a sua situação, é importante restabelecer as rotinas, tomando café da manhã antes de ingerir medicamentos e tentando dormir à noite em vez de fazê-lo durante o dia. Talvez leve algum tempo até que você volte aos trilhos, mas os benefícios serão visíveis. Procure a ajuda de um profissional caso precise de orientação na dieta ou no sono.

Evitando os buracos da calçada

SE VOCÊ LEVAR A ATENÇÃO PLENA A TODOS os elementos da vida diária como descrevi neste capítulo, colherá grandes benefícios. É aqui que a consciência cultivada na meditação formal poderá influenciar seu comportamento, causando uma melhora radical na qualidade de vida. Ao fazer escolhas criativas inúmeras vezes, em todos os pequenos atos do cotidiano, você será capaz de superar hábitos improdutivos e de aprender outros, mais úteis. Isso não acontecerá da noite para o dia, mas a prática constante renderá ótimos resultados.

JEREMY

Jeremy lesionou os nervos do braço num terrível acidente de moto. Ele sofria dores intensas e, quando compareceu a um curso da Breathworks, havia anos não conseguia deitar-se para dormir. Ele tomava muitos medicamentos e havia perdido qualquer noção de rotina: via TV durante o dia, ficava acordado à noite e sentia-se continuamente exausto, aproveitando para tirar cochilos enquanto sentava na cadeira. Jeremy começou a praticar a atenção plena e a incorporar refeições regulares em seu dia, inclusive o café da manhã, que ele não ingeria fazia anos. Aos poucos, ele estabeleceu uma rotina que incluía a meditação regular e começou a se sentir muito melhor. Ao prestar atenção a essas rotinas diárias básicas, ele se sentiu dono da própria vida pela primeira vez desde o acidente.

Autobiografia em cinco capítulos curtos

Capítulo Um
Caminho pela rua.
Há um buraco fundo na calçada.

Eu caio.

Estou perdida ... estou impotente.

Não é minha culpa.

Demoro muito para encontrar uma saída.

Capítulo dois

Caminho pela mesma rua.

Há um buraco fundo na calçada.

Finjo não vê-lo.

Caio nele novamente.

Não acredito que estou neste mesmo lugar.

Mas não é minha culpa.

Ainda demoro muito para encontrar uma saída.

Capítulo três

Caminho na mesma rua.

Há um buraco fundo na calçada.

Vejo que ele está lá.

E ainda assim caio... é um hábito. Mas

meus olhos estão abertos.

Eu sei onde estou.

É *minha* culpa.

Saio de lá imediatamente.

Capítulo quatro

Caminho na mesma rua.

Há um buraco fundo na calçada.

Eu o contorno.

Capítulo cinco

Caminho por uma rua diferente.[102]

18. Prossiga

Hora após hora, dia
Após dia, tentamos
Compreender o Incompreensível, definir
O Imprevisível. As flores
Murcham quando tocadas, o gelo
Subitamente rompe sob nossos pés. Em vão
Tentamos rastrear o voo dos pássaros no traçado do céu
Peixes mudos na água funda, tentamos
Antecipar o merecido sorriso, a macia
Recompensa, até mesmo
Tentamos agarrar nossa vida. Mas a Vida
Escorre por entre nossos dedos
Como a neve. A Vida
Não pode pertencer a nós. Nós
Pertencemos à Vida. A Vida
É Soberana.

SANGHARAKSHITA[103]

A vida é soberana

NESTE LIVRO, APRESENTEI INÚMERAS FORMAS de utilizar a atenção plena para ajudá-lo a viver com a dor e a doença. Em vez de apenas sobreviver, você pode conscientemente optar pela vida. Isso trará uma profunda sensação de liberdade à medida que você toma as rédeas do seu mundo interno e externo, deixando de ser vítima de suas circunstâncias físicas ou de seu estado mental e emocional.

Mas, como diz o poema de Sangharakshita, em última instância *a vida é soberana*, e por mais que você assuma a responsabilidade por si mesmo e tente estabelecer rotinas e condições positivas é impossível controlar todas as circunstâncias. As coisas acontecerão e perturbarão sua rotina; por exemplo, uma doença talvez o impeça de meditar ou de fazer qualquer movimento por alguns dias; quando você se recuperar, talvez tenha perdido a aptidão física e o ímpeto inicial, e tudo parecerá uma luta. Talvez uma morte na família o afunde num luto que acabe com qualquer motivação de praticar a atenção plena. Talvez você sofra uma queda ou um acidente que piore seus sintomas, deixando-o mais incapacitado do que nunca. Essas coisas acontecem e, às vezes, parecem vir todas de uma vez; nessas ocasiões, é difícil lembrar a importância de algo que você tenha aprendido. Só digo uma coisa: não desista completamente e, quando se sentir pronto, *prossiga*! Lembre-se, basta apenas um passo positivo nesse momento para recuperar a iniciativa e voltar-se para a vida.

Essa foi uma das lições mais importantes para mim em vinte anos de prática de atenção plena. Tive diversos reveses graves, por causa dos excessos e também de cirurgias, em consequência dos quais eu perdia a aptidão física, ficava exausta demais para meditar e sentia-me como uma completa iniciante, mas finalmente começava a sair do poço em que havia caído. A cada vez, eu reabilitava a mim mesma de maneira vagarosa e constante, usando os princípios da atenção plena e marcando os passos, voltando a um nível estável. Saber que sou capaz de me reabilitar da incapacidade inspira-me uma confiança maior do que saber que posso praticar quando estou bem.

Rachel havia se ausentado do trabalho por meses antes de completar o curso de aprendizagem a distância da Breathworks. Ela escreveu as seguintes dicas em seu fórum da rede quando se sentiu pronta para voltar ao trabalho:

RACHEL

Em minha entrevista de saúde ocupacional de hoje, contei à enfermeira como a atenção plena havia me ajudado a realmente sentir o que eu estava sentindo, perceber como eu estava reagindo e controlar os pensamentos durante o tempo em que estive ausente do trabalho. Expliquei que a síndrome do intestino irritável, o estresse, a hipertensão e a dor nas costas haviam quase desaparecido. Vi a mudança de meu estado quando completei o curso da Breathworks.

Agora que estou ficando mais ocupada, não posso meditar tanto, e me pego escorregando para antigos padrões de pensamento e comportamento. Essa entrevista foi um lembrete oportuno das coisas que exacerbam a minha dor, de como isso me afeta e do que preciso fazer para manter o bem-estar. Estou muito bem neste exato momento e quero manter-me assim!

Minha sugestão é reservar um momento para perguntar quais aspectos da atenção plena você considera mais proveitosos. Você fez deles parte de sua rotina diária? Se estiver se sentindo bem, está tomando medidas para permanecer assim? Se estiver retrocedendo, de que apoio você precisa para voltar aos trilhos?

Essas são boas perguntas, e você precisará de toda ajuda que puder obter. Nos últimos sete anos, Harry (veja a seguir) escreveu as estratégias que considerou úteis, de modo que pode recorrer a elas quando as coisas estão difíceis.

Espero que você absorva as práticas e ideias que descrevi neste livro. Descubra por si mesmo quais delas você considera particularmente úteis no seu caso e prepare seu próprio "*kit* de primeiros socorros" que o lembre de suas intenções quando a motivação oscilar. Você precisa estar preparado para os reveses – parte importante do treinamento da atenção plena consiste em cultivar uma atitude profunda e equânime para tudo que acontecer e estar disposto a recuperar a si mesmo inúmeras vezes, por mais desanimado que possa se sentir. Se você estiver bem no momento, é igualmente importante, como diz Rachel, perguntar o que está fazendo para *permanecer* bem.

HARRY

Quando a dor queima, consulto meu arquivo. É como ser meu consultor pessoal, e traço um plano de cuidados para os tempos difíceis. Anoto tudo que ajuda: meditação, exercícios e técnicas de relaxamento, CDs, livros e citações inspiradores, dicas úteis dos amigos. Atualizo continuamente meu kit e o modifico à luz da experiência.

A jornada continua

TODOS OS RELATOS DESTE LIVRO são de homens e mulheres iguais a você. Eles não são especiais – nem eu. Estamos apenas tentando fazer o melhor que podemos para percorrer o caminho da atenção plena e nos tornar mais vivos e contentes. Você também pode fazer isso, e nunca haverá ocasião melhor para praticar do que este exato momento. A prática da atenção plena nunca termina, é um modo de vida, e eu o convido a se abrir suavemente para o poder transformador da consciência na respiração, do movimento consciente e da meditação. Você aprenderá o milagre da atenção plena, que o ajudará a despertar para a vida como ela é e a viver bem, em todos os momentos, com tanta dignidade e paz interna quanto permitirem as circunstâncias. O que você está esperando?

Apêndice 1 – Programa de práticas

SEIS ELEMENTOS-CHAVE do programa de atenção plena são apresentados neste livro:

1. Investigação da respiração
2. Prática do movimento consciente
3. Prática da consciência corporal
4. Prática da atenção plena na respiração
5. Prática da consciência amorosa
6. Atenção plena na vida diária

Recomendo a você incluí-los em sua vida de maneira equilibrada e consistente. É inevitável que você prefira alguns a outros, mas precisa ganhar familiaridade com todos. Nos cursos da Breathworks, ensinamos esses métodos num programa de oito semanas. Ao utilizar este livro, você deve encontrar seu ritmo, fazendo cada uma das práticas por diversas semanas, idealmente meditando pelo menos seis dias por semana. O principal é persistir nas práticas ao longo dos altos e baixos inevitáveis.

Programa sugerido

- Investigação da respiração: duas semanas.
- Consciência corporal: duas semanas.
- Atenção plena na respiração: duas semanas.
- Consciência amorosa: duas semanas.

Quando se sentir pronto, recomendo a você também começar a praticar o movimento consciente todos os dias, se possível da segunda semana em diante. O módulo da atenção plena na vida diária demora catorze dias para se consolidar e requer que você mantenha e analise diários. Adote essa medida quando se sentir pronto, não se esquecendo de marcar o passo para estabelecer um ritmo próprio de atenção plena.

Apêndice 2 – Diário de fatos agradáveis e desagradáveis[104]

Sugiro a você completar estes diários para treinar a prática da meditação da consciência amorosa (Capítulo 15). Todos os dias, conscientize-se de um fato agradável e de um desagradável, no momento em que estiverem acontecendo. Use as perguntas para focar sua consciência nos detalhes da experiência. Abaixo, um exemplo de como preenchi o diário. Tire cópia do modelo em branco (veja na p. 240) e preencha-o todos os dias.

Qual foi a experiência?	Você estava consciente dos sentimentos *enquanto* o fato acontecia?	Descreva em detalhes as sensações de seu corpo durante a experiência.	Que estados de humor, pensamentos e sentimentos acompanharam esse fato?	Você aprendeu alguma coisa deste exercício?
DOMINGO **Agradável** Conversando com amigo de manhã	Sim, aos poucos meu humor mudou durante a conversa	Cansada e pesada no início, mas aos poucos mais energizada fisicamente, conforme o humor mudava	O entusiasmo de meu amigo pela vida levantou meu humor, meus sentimentos mais positivos e meus pensamentos mais argutos	É fascinante como uma boa comunicação/um encontro com alguém pode mudar minha experiência física, emocional e mentalmente
DOMINGO **Desagradável** Cansaço e dor nas costas no meio da tarde enquanto estava no computador	Sim	Senti a tensão de empurrar a dor para longe – um tipo de resistência física	Humor = para baixo Sentimento = frustração Pensamentos = desespero e autopiedade	Feliz por ter identificado o que aconteceu. Sei que posso mudar a experiência física, mental e emocional dando um passo para trás e descansando

SEGUNDA Agradável Sentada na banheira!	Sim	Aliviada, embora dolorida; acalmada	Uma sensação real de prazer. Sentimentos, humor e pensamentos felizes	Devo priorizar essa atividade e lembrar de como é benéfica!
SEGUNDA desagradável Dificuldade de comunicação	Sim	Muito contraída, além de zangada e tensa. Sentia-me em brasas, agitada, com extrema dor nas costas	Lutei para não reagir agressivamente. Senti-me sob intenso esforço mental. Pensamentos de ser incapaz de aguentar	É tão claro como os estados emocionais difíceis podem agravar minha percepção da dor. Prova a importância de práticas de meditação e consciência para ajudar a construir estabilidade emocional

Qual foi a experiência?	Você estava consciente dos sentimentos *enquanto* o fato acontecia?	Descreva em detalhes as sensações de seu corpo durante a experiência.	Que estados de humor, pensamentos e sentimentos acompanharam esse fato?	Você aprendeu alguma coisa deste exercício?
Agradável				
Desagradável				
Agradável				
Desagradável				

Apêndice 3 – Descobrindo mais

Recursos auxiliares

A ATENÇÃO PLENA E A PRÁTICA da meditação são mais fáceis de manter se você tiver recursos que o auxiliem a ficar tão confortável quanto possível. Veja a seguir uma lista de itens que podem ajudar.

Posturas deitadas

- ▶ Esteiras de meditação ou de ioga aumentam o conforto.
- ▶ Uma almofada de ioga pode ajudar a aliviar a pressão na coluna se colocada sob os joelhos.
- ▶ Uma máscara para os olhos pode ajudá-los a relaxar.

Se você ajoelha para meditar

Você pode utilizar quaisquer dos itens seguintes:

- ▶ Almofadas de meditação (às vezes chamadas de zafu).
- ▶ Banco de meditação (pequeno banco de madeira para colocar os joelhos por baixo).
- ▶ Blocos de ioga.
- ▶ Uma almofada de borracha inflada colocada por cima dos blocos de ioga para dar estabilidade é uma excelente maneira de tirar a tensão da coluna e do sacro. Elas são comercializadas como "almofadas para equilíbrio".

Se você senta para meditar

Utilize uma cadeira comum de espaldar reto. Talvez seja indicado colocar um apoio (como uma almofada de meditação ou zafu) sob os pés. Uma almofada de estabilidade pode aliviar a pressão sobre o sacro e os ísquios.

Movimento consciente

Use uma esteira de ioga, um cobertor bem dobrado ou uma esteira de meditação para obter mais conforto. Se tiver dificuldade de alcançar as pernas em posturas relevantes, use um cinto, uma faixa de ioga ou um lenço.

Atenção plena na vida diária

Recomendo a você adquirir um cronômetro. Ele pode ajudá-lo a marcar o passo. Qualquer cronômetro digital com contagem regressiva serve, mas se possível procure um produto que tenha pelo menos dois ciclos de rotação, de modo que você possa alternar ciclos de atividade e descanso (por exemplo: quinze minutos de trabalho e cinco minutos deitado num ciclo contínuo de rotação). Cronômetros que vibram, em vez de utilizar alarme sonoro, são ideais para situações públicas.

Atenção plena no Brasil

A seguir, algumas instituições brasileiras que utilizam a metodologia da atenção plena, bem como sites de referência sobre o assunto:

▸ **Anima Medicina Integrativa**

Clínica chefiada pelo dr. Paulo de Tarso Lima que oferece terapias integradas a programas de orientação nutricional e técnicas de meditação, desenvolvidas para promover o bem-estar e um envelhecimento saudável, fundamentadas nos princípios da medicina integrativa.

Site: www.medintegrativa.com.br

VIVA BEM COM A DOR E A DOENÇA

▸ **Centro de Vivências em Atenção Plena**

Entidade que promove cursos, palestras e *workshops* utilizando a abordagem da atenção plena.

Site: www.atencaoplena.com.br

▸ **Centro Integrado de Tratamento de Dor**

Centro que atende pacientes com todos os tipos de síndromes dolorosas agudas ou crônicas utilizando os conceitos de multi e interdisciplinaridade.

Site: www.centrodetratamentodador.com.br

▸ **Grupo de Estudos de Meditação e Técnicas Complementares em Saúde (Gemtecomsaude)**

Grupo que oferece ao público leigo e a profissionais e estudantes da área de saúde palestras seguidas de discussões abertas. O foco são as práticas tradicionais de meditação e a aplicação de técnicas complementares.

Site: www.gemtecomsaude.wordpress.com/

▸ **Instituto de Ensino e Pesquisas em Yoga**

Organização que se dedica à instrução sistemática da ioga a todos os interessados, com professores titulados e enfoque acadêmico, apoiando e subsidiando pesquisas. Paralelamente, incentiva projetos voluntários, para que essa prática possa ser conhecida também por comunidades menos favorecidas.

Site: http://iepy.com.br/site/index.php

Notas

1. RUMI. *Hidden music*. Trad. Maryam Mafi e Azima Malita Kolin. Londres: HarperCollins, 2001, p. 197.
2. KABAT-ZINN, J. *et al.* "Four year follow-up of a meditation-based programme for the self--regulation of chronic pain: treatment outcomes and compliance". *Clinical Journal of Pain*, v. 2, 1986, p. 159-73.
3. MCCRACKEN, L.; GAUNTLET-GILBERT, J.; VOWLES, K. "The role of mindfulness in a contextual cognitive-behavioural analysis of chronic pain-related suffering and disability". *Pain*, v. 131, n. 1-2, Iasp, set. 2007, p. 63-9.
4. LEVINE, S.; LEVINE, O. *Who dies? An investigation of conscious living and conscious dying*. Nova York: Anchor, 1989.
5. As instruções são dadas em inglês. [N. E.]
6. BREIVIK, H. "Survey of chronic pain in Europe: prevalence, impact on daily life, and treatment". *European Journal of Pain*, v. 10, 2006, p. 287-333. Essa foi uma pesquisa de ampla escala feita por meio da técnica de questionário estatístico Cati (Entrevista Telefônica Assistida por Computador), com o objetivo de investigar a prevalência, a severidade, o tratamento e o impacto da dor crônica em quinze países europeus e em Israel.
7. "Pain in America, a research report". Gallup Organization for Merck & Co., Inc., Olgilvy Public Relations, 2000.
8. Veja o Apêndice 3 para mais informações sobre instituições brasileiras que utilizam a metodologia da atenção plena.
9. Veja o Capítulo 4 para mais informações a esse respeito.
10. IASP. "Classification of chronic pain". *Pain*, suppl., 1986, p. 53.
11. Citado em WALL, Patrick. *Pain: the science of suffering*. Nova York: Columbia University Press, 2000, p. 29.
12. BOND, Michael; SIMPSON, Karen. *Pain: its nature and treatment*. Edinburgh: Elsevier, 2006, p. 4.
13. COLE, Frances *et al. Overcoming chronic pain*. Londres: Robinson, 2005, p. 37. Bond e Simpson (veja nota 12), p. 16, oferecem uma definição alternativa em relação à International Association for the Study of Pain: dor aguda (que dura menos de um mês), dor subaguda (com duração de trinta dias a seis meses) e dor crônica (que dura seis meses ou mais).
14. Consulte a obra de Patrick Wall para encontrar essas definições.
15. JENSEN, M. C. "Magnetic resonance imaging of the lumbar spine in people without back pain". *New England Journal of Medicine*, v. 331, n. 2, jul. 1994, p. 69-73.
16. FORDYCE, W. E. *et al.* "Pain measurement and pain behavior". *Pain*, v. 18, 1984, p. 53-69; GAMSA, A. "The role of psychological factors in chronic pain I: a half century of study". *Pain*, v. 57, n. 1, abr. 1994, p. 5-15.
17. Wall, 2000, p. 78.
18. WALL, Patrick; MELZACK, Ronald. *The challenge of pain*. Nova York: Penguin Books, 1982, p. 98.
19. Wall, 2000, p. 31.
20. Veja, por exemplo, o trabalho do Mind e Life Institute: www.mindandlife.org.
21. *SAMYUTTA NIKAYA*, 36. 6: *Sallatha Sutta*, "The Arrow".
22. SCHMIDT, Amy. *Dipa Ma: the life and legacy of a Buddhist master*. Nova York: Bluebridge, 2005, p. 42.
23. "The Satipatthana Sutta" encontra-se em: ANALAYO. *Satipatthana: the direct path to realization*. Cambridge: Windhorse Publications, 2003, p. 3-13.
24. KABAT-ZINN, Jon. *Wherever you go, there you are: mindfulness meditation in everyday life*. Nova York: Hyperius, 2004, p. 4. [Em português: *A mente alerta: como viver intensamente cada*

VIVA BEM COM A DOR E A DOENÇA

momento de sua vida através da meditação – Um guia prático com reflexões e exercícios. Rio de Janeiro: Objetiva, 2001.]

25. WILLIAMS, Mark *et al. The mindful way through depression: freeing yourself from chronic unhappiness.* Nova York: Guildford Press, 2007, p. 48.
26. Ibidem, p. 5.
27. HADOT, Pierre. *Philosophy as a way of life.* Malden: Blackwell, 1995, p. 84-5.
28. WALLACE, B. A.; SHAPIRO, S. L. "Mental balance and wellbeing: building bridges between Buddhism and Western science". *American Psychologist,* v. 61, n. 7, out. 2006, p. 690-701.
29. Analayo, 2003, p. 58
30. Analayo (2003, p. 46-7) discute a ligação entre a palavra "sati" e a memória, p. 46-7.
31. SANGHARAKSHITA, Bhikshu. *Living with awareness.* Cambridge: Windhorse Publications, 2003, p. 21.
32. Isso é descrito na meditação *satipatthana* como a qualidade de *sampajanna,* traduzido diversamente como "atenção plena do propósito", "compreensão clara" ou "conhecer com clareza". Veja Analayo (2003, p. 39) e Sangharakshita (2003, p. 13).
33. Sangharakshita (2003, p. 23) explica que a simples consciência (*sati*) e a compreensão do propósito ou compreensão clara (*sampajanna*) costumam aparecer como um termo composto na tradição budista: *satisampajanna.* As duas palavras têm um significado tão próximo que são virtualmente intercambiáveis; não obstante, não existe uma palavra precisa em inglês que faça jus às qualidades que elas evocam. "Consciência" e "conhecimento" são ambos essenciais para levar uma vida criativa.
34. Sangharakshita, 2003, p. 140.
35. Analayo, 2003, p. 54.
36. KABAT-ZINN, Jon. "Mindfulness-based interventions in context: past, present and future". *Clinical Psychology: Science and Practice,* v. 10, 2003, p. 145.
37. KUSUMA, Bhikkuni. *A mental therapy: the development of the four foundations of mindfulness or Sati Satipatthana in Theravada Buddhist meditation (vipassana).* Taiwan: The Corporate Body of the Buddha Educational Foundation, 2005, p. 5.
38. Esses aspectos são conhecidos tradicionalmente como as quatro maneiras de estabelecer a atenção plena ou as quatro presenças de atenção plena. Veja Analayo, 2003, p. 29-30.
39. A quarta dimensão da atenção plena é *dhammas.* Segundo a interpretação que considero mais produtiva, ela proporciona uma perspectiva baseada na verdade a partir da qual você pode considerar sua experiência. Veja Analayo, 2003, p. 183.
40. Do *Vajracchedika-prajnaparamita,* "The diamond sutra", xxxii. A tradução para o inglês foi feita pelo doutor Kenneth Saunders, reproduzida em *The diamond sutra & the sutra of Hui--neng.* Boston: Shambala Publications, 1969, p. 530.
41. Esse é outro modo de olhar para *dhammas.* O princípio da condicionalidade – de que todas as coisas surgem e desaparecem em decorrência de causas e condições – significa que você pode gradualmente orientar a sua vida na direção do que é bom.
42. HOPKINS, Jeffrey. *Cultivating compassion: a Buddhist perspective.* Nova York: Broadway Books, 2001, p. 32.
43. RILKE, Rainer Maria. "The dove that ventured outside". In: MITCHELL, Stephen (org.). *Ahead of all parting: the selected poetry and prose of Rainer Maria Rilke.* Nova York: Modern Library, 1995.
44. Tradução de Lucas Haas Cordeiro, reproduzida com autorização do autor. Disponível em: <http://ruminamos.blogspot.com/2010/08/quietude.html>. [N. E.]
45. JOKO BECK, Charlotte. *Everyday zen.* São Francisco: Harper & Row, 1989, p. 47. [Em português: *Sempre zen – Como introduzir a prática do zen em seu dia a dia.* São Paulo: Saraiva, 1993.]
46. Embora neste trecho a autora faça distinção entre "responder" (*to response*) e "reagir" (*to react*), ao longo deste livro optamos por usar "reagir" sempre que possível, pois é o vocábulo

mais adequado à semântica da língua portuguesa, não tendo apenas a conotação de ato instintivo ou impensado. [N. E.]

47. Jon Kabat-Zinn, 2004, p. 264.

48. RILKE, Rainer Maria. "Ah, not to be cut off". In: MITCHELL, Stephen (org.). *Ahead of all parting: the selected poetry and prose of Rainer Maria Rilke*. Nova York: Modern Library, 1995, p. 91.

49. Para mais informações, veja Jon Kabat-Zinn, 2004, p. 162-3.

50. O significado do termo inglês *"healing"* se esclarecerá no decorrer do Capítulo 6. A palavra "cura" está mais associada ao alívio dos sintomas, enquanto *"healing"* diz respeito ao restabelecimento de um sentido de totalidade. [N. T.]

51. Jon Kabat-Zinn, 2004, p. 168.

52. LEVINE, Stephen. *Healing into life and death*. Cambridgeshire: Gateway Publications, 1987.

53. Ela lista a negação, a raiva, a barganha, a depressão e a aceitação. KUBLER-ROSS, Elisabeth. *On death and dying*. Nova York: Simon and Schuster, 1997. [Em português: *Sobre a morte e o morrer*. São Paulo: WMF Martins Fontes, 2008.]

54. SANFORD, Matthew. *Waking: a memoir of trauma and transcendence*. Emmaus: Rodale, 2006, p. 127-8.

55. *Ibidem*, p. 128.

56. *Ibidem*, p. 127.

57. *Ibidem*, p. 193, 194 e 199.

58. *Ibidem*, p. 198.

59. *Ibidem*, p. 182.

60. OLIVER, Mary. "Wild geese". In: *Dream work*. Boston: Atlantic Monthly Press, 1986. Reproduzido com permissão da Grove/Atlantic, Inc.

61. RUMI. "The turn: dance in your blood" (trecho). In: *The essential Rumi*. Trad. John Moyne, A. A. Arberry e Reynold Nicholson. São Francisco: Harper, 1995, p. 267.

62. JOYCE, James. *Dubliners*. Nova York: Penguin Modern Classics, 2000. [Em português: *Dublinenses*. 12a. ed. Rio de Janeiro: Civilização Brasileira, 2008.]

63. PARTRIDGE, Eric. *A short etymological dictionary of modern English*. Londres: Routledge and Kegan Paul, 1963. Reabilitação vem do latim *"habere"*, que significa "manter, portanto ocupar, portanto ter". É a raiz comum de palavras como "habitação", "hábito" e "reabilitar".

64. KABAT-ZINN, Jon. *Coming to our senses*. Nova York: Piatkus, 2005, p. 276.

65. BURT, Gavin. "It's your move". *Talkback Magazine*, outono de 2007, p. 15.

66. Veja também Donna Farhi, 1996.

67. Para saber mais sobre formas de inibir a respiração, veja Donna Farhi, 1996, p. 98.

68. Donna Farhi, 1996, p. 98.

69. SOENG, Mu. *Trust in mind*. Boston: Wisdom Publications, 2004, p. 142.

70. Para saber mais sobre as qualidades da respiração ideal, veja Donna Farhi, 1996, p. 45-6.

71. RUMI. *Selected poems*. Londres: Penguin, 1995, p. 174.

72. DICKSTEIN, Ruth; DEUTSCH, Judith E. "Motor imagery in physical therapist practice". *Physical Therapy*, v. 87, n. 7, American Physical Therapy Association, jul. 2007, p. 942-53.

73. RYOKAN. *Great fool*. Honolulu: University of Hawai'i Press, 1996, p. 153.

74. Para mais informações sobre a meditação no sistema de saúde do Brasil e do mundo, confira a obra *Medicina e meditação*, de Roberto Cardoso (São Paulo: MG, 2011). [N. E.]

75. BAER, Ruth A. "Mindfulness training as a clinical intervention: a conceptual and empirical review". *Clinical Psychology: Science and Practice*, v. 10, n. 2, American Psychological Association, 2003, p. 125-43.

76. Para ler mais artigos relacionados com esse assunto, visite o site de pesquisas da Breathworks: http://breathworks-mindfulness.org.uk/research/breathworks-research.html.

77. GROSSMAN, Paul *et al.* "Mindfulness-based stress reduction and health benefits: a meta-analysis". *Journal of Psychosomatic Research*, v. 57, n. 1, 2004, p. 35-43.

78. PROULX, K. "Integrating mindfulness-based stress reduction". *Holistic Nursing Practice*, v. 17, n. 4, 2003, p. 201-8.

79. KUCHERA, M. "The effectiveness of meditation techniques to reduce blood pressure levels: a meta-analysis". *Dissertation Abstracts International* v. 47, n. 11-B, 1987, p. 4639.

80. DAVIDSON, Richard; KABAT-ZINN, Jon; SCHUMACHER, Jessica *et al.* "Alterations in brain and immune function produced by mindfulness meditation". *Psychosomatic Medicine*, v. 65, n. 4, 2003, p. 564-70.

81. THE NATIONAL INSTITUTES OF HEALTH. "Alternative medicine: expanding medical horizons", *A Report to the National Institutes of Health on Alternative Medical Systems and Practices in the United States*, NIH Publication n. 94-066, 1994.

82. WHYTE, David. *Where many rivers meet*. Langley: Many Rivers Press, 1990, p. 2.

83. Devido a certa rigidez da língua portuguesa, não foi possível manter a comparação original, "becoming a human being, not a human doing". [N. T.]

84. ROSENBERG, Larry. *Breath by breath*. Boston: Shambhala, 1998, p. 33.

85. Adaptado de: UCHIYAMA, Kosho. *Opening the hand of thought*. Boston: Wisdom Publications, 2005, p. 54.

86. ROBERTS, Monty. *The man who listens to horses*. Nova York: Arrow 1997. [Em português: *O homem que ouve cavalos*. Rio de Janeiro: Bertrand Brasil, 2001.]

87. TEJANAYA, Sayadaw U. "The wise investigator". *Tricycle: the Buddhist review*, inverno de 2001, p. 44.

88. RUMI. *Hidden music*. Trad. Maryam Mafi e Azima Malita Kolin. Londres: HarperCollins, 2001, p. 90.

89. Trocadilho em inglês: *"falling awake"* ("cair" no estado desperto) em oposição a *"falling asleep"* (cair no sono).

90. RILKE, Rainer, Maria. "How surely gravity's law". In: *Rilke's book of hours: love poems to God*. Nova York: Riverhead, 1996, p. 171.

91. Suzuki, 1973, p. 46.

92. HART, William. *The art of living: Vipassana meditation as taught by S. N. Goenka*. São Francisco: Harper & Row, 1987, p. 91.

93. *Sutta Nipata* 1.8: The Karaniya Metta Sutta (trecho).

94. Aula expositiva na conferência sobre Abordagens Baseadas na Atenção Plena, University of Wales, Bangor (verão de 2006).

95. SEGAL, Zinden; WILLIAMS, Mark; TEASDALE, John. *Mindfulness-based cognitive therapy for depression: a new approach for preventing relapse*. Nova York: Guildford Press, 2002, p. 244.

96. SMITH, Spencer; HAYES, Steven. *Get out of your mind and into your life*. Oakland: New Harbinger Publications, 2005, p. 66. A frase "Olhe para os pensamentos e não a partir deles" também foi extraída desse livro.

97. Esse termo é usado por Jon Kabat-Zinn, 2004, p. 68.

98. Smith e Hayes, 2005, p. 32 e 66.

99. Essa imagem e as duas seguintes foram extraídas de Segal, Williams e Teasdale, 2002, p. 250.

100. Esses exemplos foram usados pela primeira vez por Buda. BODHI, Bhikkhu. *The connected discourses of the Buddha: a translation of the Samyutta Nikaya*. Somerville: Wisdom Publications, 2000, p. 1611-13.

101. Jeffrey Hopkins, 2001, p. 13.

102. NELSON, Portia. Sumário de *There's a hole in my sidewalk – The romance of self-discovery*. Hillsboro: Beyond Words Productions, 1993.

103. SANGHARAKSHITA. *Complete poems*. Cambridge: Windhorse Publications, 1995, p. 285.

104. Adaptado de KABAT-ZINN, Jon. *Full catastrophe living*. Londres: Piatkus, 2004, p. 446-7.

www.gruposummus.com.br

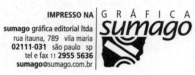

IMPRESSO NA
sumago gráfica editorial ltda
rua itauna, 789   vila maria
02111-031   são paulo   sp
tel e fax 11 **2955 5636**
sumago@sumago.com.br